ARCHIV FÜR TIERERNÄHRUNG

UNTER MITWIRKUNG VON

Prof. Dr. Dr. W. Lenkeit, Göttingen. Prof. Dr. K. Nehring, Rostock
Prof. Dr. Dr. Dr. h. c. Dr. h. c. Dr. h. c. A. Scheunert, Potsdam-Rehbrücke
Prof. Dr. Dr. W. Wöhlbier, Stuttgart-Hohenheim

HERAUSGEGEBEN VON

ERNST MANGOLD
Prof. Dr. med. Dr. phil. Dr. med. vet. h. c. Dr. agr. h. c. Dr. agr. h. c.
Direktor em. des Instituts für Tierernährungslehre
der Humboldt-Universität Berlin

5. BAND
Ausgegeben am 31. Dezember 1955
HEFT
6

AKADEMIE-VERLAG · BERLIN

ARCH. TIERERNÄHRUNG · 5. BAND NR. 6 · S. 311–374 · BERLIN · 31. DEZ. 1955

INHALT

Das Archiv für Tierernährung erscheint zweimonatlich in Heften zu 64 Seiten im Format 17,5 × 25 cm. Der Preis des Heftes beträgt DM 8,50. 6 Hefte werden zu einem Band vereinigt. Der Besteller muß sich zur Abnahme eines Bandes verpflichten. Die Hefte werden jeweils einzeln berechnet. Im Jahre erscheint nicht mehr als 1 Band. Bestellungen werden direkt an den Akademie-Verlag GmbH., Berlin W 8, Mohrenstraße 39 oder über eine wissenschaftliche Buchhandlung erbeten.

Manuskriptsendungen — zugelassen sind die vier Kongreßsprachen — sind an den Herausgeber, Herrn Prof. Dr. Ernst Mangold, Berlin N 4, Invalidenstr. 42, zu richten. Mit der Veröffentlichung geht das alleinige Verlagsrecht an das Archiv für Tierernährung über. Daher müssen Arbeiten, die bereits an anderer Stelle veröffentlicht worden sind, zurückgewiesen werden. Die Verfasser verpflichten sich, Manuskripte, die vom Archiv für Tierernährung angenommen worden sind, nicht an anderer Stelle zu veröffentlichen.

Die Verfasser erhalten von größeren wissenschaftlichen Arbeiten 50 Sonderdrucke unentgeltlich. Den Manuskripten beiliegende Zeichnungen müssen sauber, in zweifacher Größe ausgeführt sein. Wenn sie nicht voll reproduktionsfähig nach den Vorschriften des Normblattes DIN 474 eingereicht werden, ist die Beschriftung nur mit Bleistift einzutragen. Zur Herstellung von Netzätzungen sind nur einwandfreie Photographien brauchbar.

Für alle Literaturzitate sind die Vorschriften des Normblattes DIN 1502 und 1502 Beiblatt I maßgebend. Die Zitate müssen den Verfasser (mit den Anfangsbuchstaben der Vornamen), den vollständigen Titel der Arbeit und die Quelle mit Band, Seitenzahl und Erscheinungsjahr enthalten. Das Literaturverzeichnis soll alphabetisch geordnet sein.

Herausgeber und verantwortlich für den Inhalt: Prof. Dr. med. Dr. phil. Dr. med. vet. h. c. Dr. agr. h. c. Dr. agr. h. c. Ernst Mangold, Berlin N 4, Invalidenstraße 42 (Fernruf 42 49 64). Verlag: Akademie-Verlag GmbH., Berlin W 8, Mohrenstraße 39 (Fernruf: 20 03 86); Postscheckkonto: 350 21. Bestell- und Verlagsnummer dieses Heftes 1010/V/6. Das Archiv für Tierernährung erscheint vorläufig jährlich in 1 Band zu 6 Heften. Bezugspreis je Einzelheft DM 8.50, ausschließlich Porto und Verpackung. Satz und Druck: Robert Noske, Borna (Bez. Leipzig). Veröffentlicht unter der Lizenz-Nr. 1213 des Amtes für Literatur und Verlagswesen der Deutschen Demokratischen Republik. Printed in Germany.

Sammelreferat

Aus dem Institut für Tierernährungslehre der Humboldt-Universität Berlin
(em. Direktor Prof. Dr. E. MANGOLD)

(Fortsetzung aus 5. Bd., Heft 5)

G. BEHM und *G. JÄGER*

Möglichkeiten des Ersatzes tierischer Eiweißstoffe durch pflanzliche bei der Ernährung des Schweines

Inhaltsübersicht (Schluß)

4. Der Einsatz von Silage, frischem und getrocknetem Grünfutter zur Ernährung der Mastschweine

a. Grünfutter und Silage in der Schweinemast

Für die Schweinefütterung kommt nur junges, eiweißreiches *Grünfutter* in Frage, weil der Verdauungsapparat des Schweines nicht für rohfaserreiche Nahrung eingerichtet ist. Während sich das Grünfutter für die Ernährung der Läufer gut eignet, ist es in der Mast nur in geringem Maße einzusetzen. In der *Getreidemast* machte SCHMIDT [114] die Erfahrung, daß sich Zunahmen und

Futterverwertung verschlechterten, wenn mehr als 0,5 kg Grünfutter je kg Schrotmischung gegeben wurde. Für die *Kartoffelmast* ist das Grünfutter nach STAHL [126] gleichfalls wenig geeignet. Es enthält weniger Nährstoffe als die Kartoffel und setzt auch durch das hohe Volumen den Gesamtnährstoffgehalt der Ration so stark herab, daß sich die Eiweißanreicherung nicht auswirken kann.

Mit *Einsäuerungsgemischen* von Kartoffeln und Grünfutter konnte dagegen ein stärkerer Einsatz von Grünfutter in der Gesamtration ermöglicht werden. Nach den Untersuchungen von NEHRING [88] weisen die Gemische günstige Werte für Verdaulichkeit und biologische Wertigkeit auf, wenn das Mischungsverhältnis nicht zu eng gewählt wird. Auch eine merkliche Eiweißanreicherung des Grundfutters geht aus folgender Zusammenstellung hervor:

Mischungsverhältnis Kartoffeln-Grünfutter wie 3 : 1

Futtermittel	*Tr.-Subst.*	*Rohprot.*	*Verd. Rohprot.*	*BW*
Kartoffeln-Luzerne	21,7%	1,32%	0,64%	86,4%
Kartoffeln-Luzerne	20,2%	1,63%	1,04%	82,8%
Kartoffeln-Süßlupine	20,3%	1,51%	0,95%	82,6%
Kartoffeln-Steinklee	20,1%	1,66%	1,01%	81,4%
Eiweißkonzentrat				81,5%

Die nach diesen Ergebnissen zu erwartende *gute Futterwirkung der Gemische* wird durch verschiedene Mastversuche bestätigt. Als Beispiel soll ein Versuch RICHTERS [98] mit älteren Läufern von 68 kg Gewicht angeführt werden:

	Gruppe I	*Gruppe II*
	Kartoffeln	*Kartoffeln-Luzerne (5 : 1)*
Gerstenschrot	500 g	500 g
Zuckerschnitzel	150 g	200 g
Eiweißkonzentrat	150 g	100 g
Zunahmen	563 g	608 g
Verwertungszahl	401 g	356 g

Die Herabsetzung der Eiweißkonzentratgabe hat sich nicht nachteilig ausgewirkt, die Versuchsgruppe zeigt sogar noch bessere Leistungen als die Vergleichsgruppe. KRONACHER [54] berichtet über günstige Ergebnisse mit einem Einsäuerungsgemisch Kartoffeln—Luzerne bei Schnellmast.

Anfangs wurde in beiden Gruppen gleiches Beifutter mit 200 g tierischem Eiweißfutter gegeben, nach 7 Wochen wurden in der Silagegruppe sowohl Schrot- als auch Eiweißfutter stark gekürzt. Obwohl die Versuchsgruppe nur noch 50 g tierisches Eiweißfutter erhielt, erreichte sie bei geringeren Zunahmen eine bessere Futterverwertung als die Normalgruppe. Bei gleichem Eiweißbeifutter wurden in einem Versuch von SCHARRER [106] mit teilweisem Ersatz des Gerstenschrots durch Luzernesilage bessere Mastleistungen erzielt als mit normaler Fütterung. KIRSCH und JANTZON [48] konnten bei Verfütterung eines Gemisches Kartoffeln-Zuckerrübenblatt (4 : 1) wohl etwas geringere Zunahmen, dafür aber eine wesentlich bessere Futterverwertung als in der Vergleichsgruppe feststellen. Ein Einsäuerungsgemisch von Kartoffeln mit Wickgemenge wirkte sich dagegen ungünstig aus.

Ein späterer Versuch RICHTERS [99] mit Kartoffel-Steinklee-Gemisch (4 : 1) brachte bei gleichem Beifutter in der Silagegruppe geringere Zunahmen und keine bessere Futterverwertung gegenüber der Vergleichsgruppe. Da nach den Analysen das Einsäuerungsgemisch keinen höheren Gehalt an verdaulichem Rohprotein aufwies als die eingesäuerten Kartoffeln, kann angenommen werden, daß das Grünfutter das für die Ernährung der Schweine günstige Entwicklungsstadium bereits überschritten hatte. Einsäuerungsgemische können aber nur erfolgreich in der Schweinemast eingesetzt werden, wenn junges eiweißreiches Grünfutter mit verhältnismäßig geringem Rohfasergehalt für die Einsilierung zur Verfügung steht. Zu bevorzugen sind Luzerne, Kleearten und die Süßlupine wegen des Eiweißgehaltes, doch hat sich das Zuckerrübenblatt gleichfalls als Mischungspartner bewährt, weil es einen weit geringeren Rohfasergehalt als die erstgenannten Grünfutterstoffe aufweist.

In starkem Maße wird der *Futterwert der Einsäuerungsgemische* auch von dem *Mischungsverhältnis* bestimmt. Es sollte nicht enger als 4 : 1 bis 3 : 1 gewählt werden. Versuche von BÜNGER [15] mit Kartoffel—Süßlupine (2 : 1) ließen keine Möglichkeiten mehr zur Einsparung von Eiweißbeifutter erkennen. Sinkende Verdaulichkeit und Verringerung des Gesamtnährstoffgehaltes beeinträchtigen den Masterfolg. Mischungen im Verhältnis 1 : 1 sind unwirtschaftlich. Dies gilt auch für Kartoffel-Zuckerrübenblattgemische, denn nach STAHL [126] blieben bei der Verfütterung eines solchen Gemisches (1 : 1) die Zunahmen auch mit ausreichendem Beifutter unter 450 g.

Aus den angeführten Versuchen läßt sich entnehmen, daß bei Einhaltung der entsprechenden Bedingungen durch Einsatz von eingesäuerten *Kartoffel-Grünfuttergemischen eine Einsparung tierischer Eiweißstoffe möglich ist.* Allerdings scheint es angebracht, das Eiweißbeifutter erst ab 50 kg Gewicht um 50 g zu kürzen.

b. Verfütterung von getrocknetem Grünfutter an Mastschweine

Die Bemühungen, in der Schweinemast weitgehend wirtschaftseigene Futtermittel einzusetzen, führten auch zu Versuchen mit *Trockengrünfutter.* Wegen des hohen Rohfaser- und des geringen Gesamtnährstoffgehaltes ist die Verwendungsmöglichkeit ebenso wie beim Grünfutter begrenzt. RICHTER [101] ersetzte bei Kartoffelmast 200 g Schrot durch Luzerneheumehl oder Grasheumehl und erzielte damit um 50 g höhere Zunahmen und eine bessere Futterverwertung als in der Vergleichsgruppe. In der Getreidemast konnte BÜNGER [18] mit 10% Luzerneheumehl gleichfalls bessere Zunahmen als in der Normalgruppe feststellen. Verfütterung von Grasheumehl machte sich dagegen nachteilig bemerkbar. Die gute Wirkung des Luzerneheumehls läßt den Schluß zu, daß bei seiner Verfütterung eine Einsparung von tierischem Eiweißfutter erzielt werden kann.

KRONACHER und KLIESCH [56] verwandten Luzerneabfälle in der Schweinemast und beobachteten, daß die Tiere bis 800 g blattreiches Material aufnahmen, wenn es eingeweicht und gut mit Schrot vermischt gegeben wurde. Diese Menge scheint jedoch zu hoch gewesen zu sein, denn die Versuchsgruppen zeigten allgemein schlechtere Mastleistungen als die Vergleichsgruppen.

Nach SCHMIDT und KLIESCH [115], die Versuche mit Luzernegrünmehl (aus künstlich getrockneter Luzerne) durchführten, sollen als tägliche Gabe 500 g nicht überschritten werden. Diese Autoren konnten bei Kartoffelmast mit 14% Luzernegrünmehl im Beifutter Zunahmen von 636 g feststellen, während die Normalgruppe mit gleichem Anteil an tierischem Eiweiß in der Ration Zunahmen von 600 g und eine wesentlich ungünstigere Futterverwertung aufwies. Auch hier zeigt sich die Möglichkeit, tierisches Eiweiß einzusparen.

Eine weitere Bestätigung bringt ein Versuch NEHRINGS [89] mit künstlich getrocknetem Grünfutter:

Grundfutter: eingesäuerte Kartoffeln

	Vergleichsgruppe	*Versuchsgruppe*
Maisschrot	700 g	350 g
Dorschmehl	200 g	140 g
Süßlupinentrockengut	—	500 g
Mineralstoffe	20 g	20 g
Zunahmen	677 g	652 g
Verbr. St. W. je 100 kg Zuwachs	262 g	237 g

Die geringeren Zunahmen in der Versuchsgruppe werden durch *bessere Futterverwertung* ausgeglichen. Aus den Ergebnissen eines Mastversuches mit getrocknetem Zuckerrübenblatt schließt RICHTER [102], daß auch damit eine Einsparung von tierischem Eiweiß möglich ist.

NIESCHLAG [92] kürzte das Eiweißbeifutter der Versuchsgruppe, die als Grundfutter Kartoffeln und Trockenblatt erhielt, um 100 g und stellte Zunahmen von 698 g fest, die jedoch weit hinter denen der Versuchsgruppe mit 844 g zurückblieben.

Bei Verwendung von *künstlich getrocknetem Grünfutter* wird es ohne Beeinträchtigung der Mastleistungen kaum möglich sein, das Eiweißbeifutter um mehr als 50 g herabzusetzen. Während die Grünmehle von Luzerne, Klee und anderen eiweißreichen Grünfutterpflanzen gleichzeitig einen Teil des Getreideschrotes ersetzen können, ist bei Einsatz von *Troblako* das übliche Schrotbeifutter zu belassen, wenn eine Einsparung tierischer Eiweißstoffe erzielt werden soll.

Nach langsamer Eingewöhnung sollte die maximale Gabe an getrocknetem Grünfutter in der Schweinefütterung 500 g nicht übersteigen. Wo Grünmehle nicht zur Verfügung stehen, empfiehlt sich die Verwendung von blattreichen Luzerne- oder Kleeabfällen. Da die Grünfutterstoffe neben der günstigen Eiweißwirkung durch ihren Carotingehalt zur Deckung des Vitaminbedarfes beitragen, sollten sie in keiner Mastration fehlen.

5. Möglichkeiten zur Ergänzung unterwertiger Eiweißfuttermittel

a. Zufuhr synthetischer Aminosäuren

Da die Unterwertigkeit von Eiweißstoffen auf Mangel an bestimmten Aminosäuren beruht, erscheint die Zufuhr synthetischer Aminosäuren als der einfachste Weg zur Ergänzung von Futtermitteln. Voraussetzung für einen Erfolg dieser Maßnahmen ist natürlich die Kenntnis der limitierenden Aminosäure. Für Hefe ist Methionin als solche anzusehen, dementsprechend konnte auch NEHRING [87] die biologische Wertigket von Sulfitablaugenhefe durch Zugabe von Methionin von 66,7 auf 72 steigern. Der Wert einer Gerstenmehlration konnte durch Zufuhr dieser Aminoäure dagegen nicht verbessert werden (HAVERMANN und SCHARPENSEEL [42]), denn nach LANG [60] wirkt nicht Methionin, sondern Lysin begrenzend für Cerealienproteine. Auch für eine Gerste-Magermilchration scheint dies zuzutreffen, da MÜLLER [81] die biologische Wertigkeit dieses Gemisches durch Lysinzufuhr von 72 auf 80 steigern konnte.

Ein *Einsatz synthetischer Aminosäuren* ist aber in der praktischen Fütterung vorläufig nicht möglich, weil sie nicht preiswert hergestellt werden können. Gegen ihre Anwendung sprechen auch gesundheitliche Bedenken. Die synthetischen Aminosäuren sind ja Racemate, das heißt Gemische, die zur Hälfte die unnatürlichen Aminosäuren der d-Reihe enthalten, die teilweise vom Organismus nicht verwertet werden können (z. B. d-Lysin und d-Valin bei der Ratte) und in größeren Mengen schädlich wirken (K. LANG [60]). Eine genaue Dosierung der anzuwendenden Mengen von Aminosäuren ist aber vorläufig nicht möglich, da nach MITCHELL [79] die bisher veröffentlichten *Aminosäure-Bedarfszahlen nicht exakt genug ermittelt* wurden.

b. Ergänzungswirkung durch Kombination verschiedener Proteine

Es ist bekannt, daß zwei unterwertige Proteine sich ergänzen können, wenn ein Partner diejenigen Aminosäuren, die die Wirkung des anderen Proteins begrenzen, in höherer Konzentration enthält. Die von MANGOLD und LINTZEL [75] beobachtete gute Ergänzungswirkung einer Kombination Kartoffeln—Süßlupinenschrot—Walmehl bei geringem Anteil des tierischen Eiweißes wurde schon an anderer Stelle erwähnt. Auch SCHILLER [110] konnte feststellen, daß ein Gemisch aus 80% Lupine und 20% Fischmehl eine biologische Wertigkeit von 68 erreichte, während die Lupine allein nur eine solche von 57 aufwies. Zwischen Sojaschrot und Fischmehl ließ sich dagegen keine Ergänzungswirkung erkennen, doch erhöhte sich die biologische Wertigkeit dieser Kombination von 61,8 auf 73,3, wenn sie zu einem Grundfutter aus Kartoffeln und Gerste gegeben wurde. Eine möglichst vielseitige Mischung scheint demnach die sicherste Gewähr zu bieten, eine Ergänzungswirkung zu erzielen. Untersuchungen über die biologische Wertigkeit pflanzlicher Proteingemische liegen bisher verhältnismäßig wenig vor.

MYBURGH, CHICK und SLACK (zit. nach SCHILLER [110]) konnten eine gute Ergänzung zwischen Soja und Getreide feststellen. Nach K. LANG [60] haben auch die Kombinationen Weizen—Hefe und Leguminosen—Roggen einen guten

Ergänzungswert, der jedoch in der Schweinefütterung kaum ausgenutzt werden kann, da Weizen und Roggen vor allem als Brotgetreide dienen. Bedeutung für die Tierernährung hat dagegen das Untersuchungsergebnis von NEHRING[87], der bei einer Kombination von Sulfitablaugenhefe (BW 56) und Sesamextraktionsschrot (BW 67,6) im Verhältnis 1 : 1 eine biologische Wertigkeit von 73,5 feststellen konnte. Die gute Ergänzungswirkung des Sesamschrotes zu Hefe beruht nach NEHRING[87] auf dem erhöhten Methioningehalt des Sesamproteins. Es ist durchaus möglich, daß diese Kombination auch ohne Zugabe von tierischem Eiweiß gute Mastleistungen bewirkt.

c. Einsparung tierischen Eiweißes durch vielseitig zusammengesetzte Futterrationen

Nach KRÜGER[58] ist bei Verfütterung einer Ration mit verschiedenen hochwertigen pflanzlichen Eiweißstoffen eine Einsparung tierischen Eiweißes ohne Beeinträchtigung der Zunahmen möglich. Da die *Sicherheit der Ergänzungswirkung* mit der Zahl der Mischungskomponenten wächst, sind die *Standard-Futtermischungen* der DLG (DLG-Standards) vielseitig zusammengesetzt. Eine ausführliche Beschreibung der Standards findet sich in einer Zusammenstellung von MÜNZBERG[82]. An dieser Stelle können nur einige Gemische besprochen werden. Als Beispiel einer Mischung, die den Bedingungen des *Grundstandards für Getreidemast* entspricht, wird von KIRSCH[50] folgende Zusammenstellung angegeben:

30,0%	Gerstenschrot	5%	Luzernegrünmehl
20,0%	Miloschrot	5%	Sojaschrot
28,0%	Weizenkleie	2%	Leinkuchenmehl
3,5%	fettarmes Fischmehl	2%	Trockenhefe
3,5%	fettreiches Fischmehl	1%	Mineralstoffe

Der Grundstandard dient zur Vereinfachung der Getreidemast. Er wird während der gesamten Mastdauer in gleicher Höhe von 1,5 kg gegeben, als Sättigungsfutter wird Wirtschaftsschrot verabreicht. Mit dem Grundstandard, der nur 105 g tierisches Eiweißfutter enthält, konnte KIRSCH[50] bei Schweinen im Anfangsgewicht von 40—50 kg Zunahmen von 887 g erzielen. Zugabe von Magermilch oder einer antibiotischen Substanz zum Grundstandard bewirkte keine Verbesserung des Masterfolges. Gegenüber der Fütterung nach LEHMANN'schen Normen zeigte sich die *Grundstandardmethode erheblich überlegen,* denn mit 85 g Fischmehl und $2^1/_4$ l Magermilch und Schrotfutter satt wurden nur Zunahmen von 737 g erreicht. In Versuchen mit jüngeren Schweinen (KIRSCH[50], KIRSCH und WITT[51]) konnten dagegen die Zunahmen der Grundstandardgruppe durch Zugabe von tierischem Eiweißfutter oder Antibiotica gesteigert werden. KIRSCH[50] hält deshalb die Erhöhung des Fischmehlanteils im Grundstandard auf 8% für zweckmäßig.

Die *Getreideschnellmast* kann auch mit DLG-Standards ohne weiteres Zusatzfutter durchgeführt werden. In diesem Fall wird der Grundstandard als

Mastfutter im Abschnitt von 30—50 kg gegeben, für die nächsten beiden Mastabschnitte wurden ähnliche Mischungen mit einem Gehalt an tierischem Eiweißfutter von 5 bzw. 3% entwickelt (Schweinemastfertigfutter II und III). SPERLING[117] konnte mit diesen Fertigfuttern im Vergleich zur Hackfruchtschnellmast mit 250 g tierischem Eiweißbeifutter höhere Zunahmen und eine bessere Futterverwertung erzielen.

Eiweißmischfutter haben sich nach MANGOLD[71] in der Hackfruchtschnellmast schon früher bewährt. Voraussetzung für ihren erfolgreichen Einsatz in der Schweinemast ist ein bestimmter *Gehalt an tierischem Eiweiß*. BÜNGER[19] konnte nachweisen, daß ein Eiweißkonzentrat mit 66% Sojaextraktionsschrot bei jungen Schweinen keine optimalen Mastleistungen erwarten läßt. Das Eiweißkonzentrat der DLG sieht deshalb einen Mindestgehalt an tierischem Eiweißfutter von 50% vor. Die Zusammensetzung des *Eiweißkonzentrates für Schweine* ist nach MÜNZBERG[82] wie folgt festgelegt:

Pflichtbestandteil: 5% Mineralstoffmischung

Mindestbestandteile	*Wahlbestandteile*
40% Fischmehl	bis 43% Sojaextraktionsschrot
10% sonst. tier. Eiweißfuttermittel (oder Fischmehl)	„ 10% Ölkuchen oder Extraktionsschrot
2% Trockenhefe (jedoch nicht mehr als 20%)	„ 10% Süßlupinenschrot
	„ 10% Trockengrünfutter

Eine Mischung dieser Art entspricht in jeder Hinsicht den Anforderungen, die an ein vollwertiges Eiweißbeifutter gestellt werden müssen. Einerseits läßt die Kombination hochwertiger pflanzlicher und tierischer Proteine eine gute Ergänzungswirkung erwarten, andererseits gewährleisten Fischmehl, Trockenhefe und Trockengrünfutter eine ausreichende Vitaminversorgung. Die Herstellung von Eiweißkonzentraten mit wertvollen tierischen und pflanzlichen Futterstoffen sollte daher stark gefördert werden. Darüber hinaus muß die Verwendung vielseitig zusammengesetzter Rationen allgemeiner Grundsatz der Fütterung werden, um die in den besprochenen Versuchen aufgezeigten Möglichkeiten der Einsparung tierischer Eiweißstoffe voll auszunutzen.

IV. Einsparung von tierischem Eiweiß durch Wirkstoffe

1. Bedeutung des Vitamins B_{12} für den Eiweißstoffwechsel und die Fütterung der Schweine

Unter den Vitaminen, die mit dem Eiweißstoffwechsel in Beziehung stehen, nimmt das kobalthaltige Vitamin B_{12}, welches gegen die perniziöse Anaemie des Menschen wirksam ist, eine besondere Stellung ein. Es fördert die Verwertung von Aminosäuren (JUKES und STOKSTAD[47]). Da die Gegenwart von B_{12} für die Methylierungsprozesse notwendig ist (TRAUTMANN[133]), ergibt sich daraus seine *Bedeutung für die Methioninsynthese.*

Die Bildung von Methionin aus geeigneten Vorstufen wie Homocystein (STEKOL und WEISS, zit. nach TRAUTMANN[133]) oder Cystin (DREYER[30]) ist nur bei Anwesenheit von B_{12} möglich. Auch mit dem Nukleinsäure- oder Kernstoffwechsel steht das Vitamin B_{12} in Beziehung (TRAUTMANN[133]). Damit ist eine weitere Beeinflussung des Eiweißstoffwechsels durch B_{12} gegeben, denn der Zellkern ist ja der Mittelpunkt des Proteinstoffwechsels der Zelle.

Der Eingriff von Vitamin B_{12} in den Eiweiß- und Nukleinsäurestoffwechsel muß nach diesen Untersuchungen als Ursache für seine wachstumsfördernde Wirkung angesehen werden (TRAUTMANN[133]).

B_{12}-Präparate in der Fütterung:

Als wertvolle Vitamin B_{12}-Träger wurden verschiedene *Hefeextrakte* entwickelt, die in der Schweinemast eine günstige Wirkung erkennen ließen.

WÖHLBIER[136] erreichte bei Schweinen mit ausschließlich pflanzlicher Ernährung durch tägliche Zugabe von 1—2 g eines Hefeextraktes, der 97 Mikrogramm B_{12}/kg enthielt, eine Steigerung der Zunahmen von 325 auf 512 g. Eine weitere Verbesserung der Erfolge würde weder durch Zulage von kristallinem B_{12} zum Hefeextrakt, noch durch geringe zusätzliche Fischmehlgaben erzielt. Gegenüber normaler Fütterung bei ausreichender Versorgung mit tierischem Eiweiß blieb die Wirkung des Hefeextraktes jedoch erheblich zurück.

BELLER[6] berichtet über Versuche mit einem Hefeextrakt „Astin-M", in denen durch Zugabe von 25 g dieses Präparates bei älteren Schweinen eine Einsparung tierischen Eiweißes erzielt wurde.

Ein anderes Hefe-Wirkstoff-Konzentrat wurde von VOGEL[135] in Mastversuchen mit Schweinen im Anfangsgewicht von 23 kg geprüft. Bei einer täglichen Gabe von 20—25 g „Astoral" konnten in der Versuchsgruppe trotz starker Kürzung des tierischen Eiweißfutters bessere Mastleistungen als in der Vergleichsgruppe festgestellt werden.

Die Versuche zeigen, daß die Hefeextrakte eine Möglichkeit zur Einsparung tierischer Eiweißstoffe bieten. Da jedoch der Wirkstoffgehalt der Extrakte selbst bei gleichem Ausgangsmaterial schwankt (BELLER[6]) und das Herstellungsverfahren den Wert solcher Präparate erheblich beeinflußt (WÖHLBIER[136]), kann ein allgemeines Urteil über ihren voraussichtlichen Erfolg in der Fütterung kaum abgegeben werden.

2. *Animal-Protein-Faktor und Antibiotica*

Da die Probleme dieser Wachstumsfaktoren in anderen Arbeiten eingehend behandelt werden, wird an dieser Stelle nur eine kurze Übersicht gegeben.

Die bessere Wirkung der tierischen Eiweißstoffe auf das Wachstum läßt sich nicht nur durch ihren günstigen Gehalt an essentiellen Aminosäuren erklären, sondern ist auch durch das Vorhandensein eines wachstumsfördernden Stoffes, „Animal-Protein-Faktor" (APF) genannt, bedingt (TRAUTMANN[133]).

ARCHIV FÜR TIERERNÄHRUNG

UNTER MITWIRKUNG VON

Prof. Dr. Dr. W. Lenkeit, Göttingen. Prof. Dr. K. Nehring, Rostock
Prof. Dr. Dr. Dr. h. c. Dr. h. c. Dr. h. c. A. Scheunert, Potsdam-Rehbrücke
Prof. Dr. Dr. W. Wöhlbier, Stuttgart-Hohenheim

HERAUSGEGEBEN VON

ERNST MANGOLD

Prof. Dr. med. Dr. phil. Dr. med. vet. h. c. Dr. agr. h. c. Dr. agr. h. c.
Direktor em. des Instituts für Tierernährungslehre
der Humboldt-Universität Berlin

5. BAND

1955

AKADEMIE-VERLAG · BERLIN

ARCH. TIERERNÄHRUNG · 5. BAND HEFT 1–6 · BERLIN · MAI 1955 BIS DEZEMBER 1955

Inhalt des 5. Bandes

Herausgeber und verantwortlich für den Inhalt: Prof. Dr. med. Dr. phil. Dr. med. vet. h. c. Dr. agr. h. c. Dr. agr. h. c. Ernst Mangold, Berlin N 4, Invalidenstraße 42 (Fernruf 42 49 64). Verlag: Akademie-Verlag GmbH., Berlin W 8, Mohrenstraße 39 (Fernruf: 20 03 86); Postscheckkonto: 350 21. Bestell- und Verlagsnummer dieses Heftes 1010/V/6. Das Archiv für Tierernährung erscheint vorläufig jährlich in 1 Band zu 6 Heften. Bezugspreis je Einzelheft DM 8.50, ausschließlich Porto und Verpackung. Satz und Druck: Robert Noske, Borna (Bez. Leipzig). Veröffentlicht unter der Lizenz-Nr. 1213 des Amtes für Literatur und Verlagswesen der Deutschen Demokratischen Republik. Printed in Germany.

Die wachstumsfördernde Wirkung des Kuhkotes (HAMMOND, zit. nach MANGOLD [74] ließ sich gleichfalls auf diesen Faktor, der nach der Entdeckung des Vitamins B_{12} mit diesem identisch schien, zurückführen.

Nachdem STOKSTAD (zit. nach LEDERLE [61]) fand, daß die Zugabe von B_{12}-haltigen Fermentationsrückständen der Aureomycingewinnung das Wachstum von Küken auch bei ausreichender Versorgung mit B_{12} verbesserte, mußte die *Annahme der Identität von B_{12} und APF aufgegeben* werden. Nach TRAUTMANN [331] ist der APF als ein Komplex aufzufassen, der außer B_{12} noch weitere, bisher unbekannte Substanzen enthält.

Amerikanische Forscher (zit. nach LEDERLE [61]) sehen die Wirkung des APF hauptsächlich durch die Komponenten B_{12} und Antibioticum verursacht. In den USA ist man von dem Begriff APF abgegangen und kennzeichnet heute die Futtermittel mit wachstumsfördernden Substanzen, die in großen Mengen hergestellt werden, wie folgt (SPERLING [118]):

a) Vitamin-B_{12}-Supplement:
ein Futtermittel mit einem Mindestgehalt an B_{12} zu 1,5 mg/lb

b) Antibiotisches Futtersupplement:
ein Futtermittel mit mindestens 1 g Antibioticum/lb

c) Vitamin-B_{12} und antibiot. Futtersupplement:
Kombination aus a) und b).

Antibiotica sind Stoffwechselprodukte bestimmter Mikroorganismen, die das Wachstum anderer Kleinlebewesen hemmen (SPERLING [118]). Als Futterzusatz rufen sie in reinem Zustand eine bestimmte wachstumsfördernde Wirkung hervor (FANGAUF [31]), die sich jedoch durch Zugabe von B_{12} steigert (TRAUTMANN [133]). Antibiotica und B_{12}-haltige antibiotische Futterzusätze können daher nicht gleichgesetzt werden.

a. *Wirkungsweise der Antibiotica*

Die allgemeine Ansicht geht dahin, daß die Antibiotica den Stoffwechsel indirekt, über die Veränderung der Darmflora, beeinflussen. Dafür spricht nach JUKES (LEDERLE [62]), daß chemisch unterschiedliche Substanzen gleichsinnig wirken und Antibiotica bei peroraler Zufuhr wirksamer sind, als wenn sie injiziert werden. CATRON [22] weist darauf hin, daß gleiche Antibiotica unterschiedliche Effekte bewirken können. Die Wirkung steht in Beziehung zum „Krankheitsgrad“; auf Drahtböden aufgezogene Schweine zeigten keine Reaktion auf Antibiotica-Zufuhr. Die von WAGNER-JAUREGG (zit. nach TRAUTMANN [133]) festgestellte schlechte Resorption der Antibiotica spricht gleichfalls für eine indirekte Wirkung.

Der Einfluß der Antibiotica auf die Darmflora kann auf verschiedenem Wege vor sich gehen (STOKSTAD [130]):

1. Hemmung schädlicher Bakterien
2. Förderung der bakteriellen Synthese von Wirkstoffen
3. Ausschaltung von Bakterien, die Nährstoffe und Wirkstoffe verbrauchen.

Die besonders günstige Wirkung der Antibiotica bei jungen Schweinen und Kümmerern läßt sich auf die Hemmung schädlicher Erreger, die Darmerkrankungen hervorrufen, zurückführen (CATRON [22]).

Die *Beeinflussung der Darmflora durch Antibiotica* bewirkt gleichzeitig eine Förderung vitaminbildender Bakterien und eine Verdrängung wirkstoffverbrauchender Mikroorganismen (SZILVINYI [132]). Antibiotica üben so eine „Sparwirkung" auf den Vitaminbedarf aus (STOKSTAD). Der Einfluß der Antibiotica auf die *bakterielle Vitaminsynthese* zeigt sich auch in einem Versuch von PETERSON [93]. Verfütterung von reinem Aureomycinhydrochlorid an B_{12}-verarmte Ratten bewirkte eine Erhöhung der Konzentration von B_{12} im Darm.

Vermutlich ist die Synthese von B_{12} ein wichtiger Faktor für den Einfluß der Antibiotica auf den intermediären Stoffwechsel. Die Beziehungen zwischen *Antibiotica und Eiweißstoffwechsel* erstrecken sich nach DEGENER [29] nur auf einige essentielle Aminosäuren. Amerikanische Arbeiten ergaben, daß nicht nur die Verwertung von Methionin, sondern auch der Lysinstoffwechsel durch Antibiotica beeinflußt wird (DEGENER [29]). Zugabe antibiotischer Substanzen zum Grundfutter bewirkt eine Erhöhung des N-Ansatzes, ohne daß die Verdaulichkeit des Proteins beeinflußt wird (HEGENER [43]).

Durch Hinzufügung von B_{12} zu einem Antibioticum wird der Einfluß antibiotischer Futterzusätze auf den Proteinstoffwechsel verstärkt. Nach TRAUTMANN [133] ist die wachstumsfördernde Wirkung B_{12}-haltiger Antibioticarückstände hauptsächlich durch den Einfluß des Vitamins B_{12} auf den Eiweiß- und Nukleinsäurestoffwechsel bedingt. Die bereits aufgezeigten Beziehungen zwischen B_{12} und der Methioninsynthese (S. 318) werden durch Versuche von HILL [45] bestätigt, in denen bei Schweinen durch Zugabe von Methionin oder Zufuhr eines B_{12}-haltigen Antibioticarückstandes das Auftreten von Leberdystrophien als Folge einer Eiweißmangelernährung verhindert werden konnte. Die von DREYER [30] an jungen Schweinen festgestellte Erhöhung der BW von Sojaeiweiß durch Zugabe eines B_{12}-haltigen antibiotischen Präparates läßt sich gleichfalls auf die Wirkung des Vitamins B_{12} zurückführen.

J. BRÜGGEMANN [11] hält aber auch eine direkte Einwirkung der Antibiotica auf den intermediären Stoffwechsel für möglich. Die Antibiotica sollen zum Teil als solche resorbiert werden und über verschiedene Fermentsysteme eine verstärkte Bildung von Hormonen der Nebennierenrinde veranlassen.

Wenn auch viele Fragen, die die Wirkungsweise der Antibiotica betreffen, noch der grundsätzlichen experimentellen Klärung bedürfen, so lassen sich doch die bisherigen Anschauungen etwa in folgender Weise *zusammenfassen:*

Durch Beeinflussung der Darmflora wird der Gesundheitszustand der Tiere verbessert und die bakterielle Synthese von Wirkstoffen gefördert. Die Wirkstoffe, besonders Vitamin B_{12}, ermöglichen eine Synthese essentieller Aminosäuren und erhöhen damit die BW und das N-Ansatzvermögen von Eiweißstoffen. B_{12}-haltige antibiotische Futterzusätze üben daher einen verstärkten Einfluß auf den Eiweißstoffwechsel aus.

b. Antibiotica in der Fütterung der Mastschweine

Je höher die BW der Proteine ist, desto geringer wird die Wirkung der Antibiotica (DEGENER [29]). Jedoch ist auch bei scheinbar gut ausgeglichenen Rationen eine Steigerung der Zunahmen durch Antibiotica-Zufuhr zu erzielen (FANGAUF [32]), weil die antibiotischen Substanzen ja nicht nur den Eiweißstoffwechsel beeinflussen.

Nach BRAUDE [8] ist die Wirkung der Antibiotica abhängig von Art und Menge des Antibioticums, vom Alter der Tiere, von der Zusammensetzung des Futters und von den Umweltbedingungen. Beste Erfolge werden bei jungen Schweinen erzielt. Nach CATRON [22] sind vor allem die Antibiotica Aureomycin, Terramycin und Procain-Penicillin, die als gleichwertig anzusehen sind, für die Schweinefütterung geeignet. Als optimale Gabe werden 5 mg je lb der Gesamtration angegeben. Streptomycin tritt in der Wirksamkeit zurück (SPERLING [118]). Eine *höhere Mastleistung* kann *durch Antibiotica* nur bewirkt werden, wenn diese bis Mastende gegeben werden. Bei Einstellung der Zusatzfütterung geht die erzielte Wirkung nach einiger Zeit wieder verloren (CATRON [22]).

Wie vorteilhaft sich die Zufütterung antibiotischer Substanzen in der Schweinemast auswirkt, zeigt CATRON [22] an den Ergebnissen aus 53 Versuchen mit 3000 Schweinen. Bei einer Erhöhung der Zunahmen um 5—20% war gleichzeitig eine Verbesserung der Futterverwertung um durchschnittlich 5% festzustellen.

BRAUDE [8] berichtet gleichfalls über gute Erfolge mit Antibiotica-Futterzusätzen. In 12 Versuchen mit 364 Schweinen bewirkte Zugabe von Aureomycin oder Penicillin zu einem rein pflanzlichen Grundfutter im Durchschnitt gleiche Zunahmen wie bei den Vergleichstieren, die tierisches Eiweiß in der Ration erhielten.

Daß *Antibiotica besonders günstig bei jungen Schweinen* wirken, wird durch einen Versuch von TRAUTMANN [133] bestätigt. Zufütterung eines B_{12}-haltigen Antibioticarückstandes zu einer Ration ohne tierisches Eiweiß zeigte sich bei Ferkeln mit einem Anfangsgewicht von 6—12 kg viel wirksamer als eine Fischmehlgabe.

HILL [44] konnte bei 45 kg schweren Läufern, die pflanzliche Kost erhielten, die Zunahmen durch Zugabe eines B_{12}-haltigen Antibioticarückstandes um 30% steigern.

RICHTER [105] verringerte die Fischmehlgabe bei Kartoffelschnellmast von 150 auf 50 g (als Ausgleich wurde entsprechend mehr pflanzliches Eiweißfutter gegeben), konnte aber durch Zugabe eines B_{12}-haltigen antibiotischen Präparates ein Absinken der Zunahmen verhindern. Kristallines B_{12} zeigte dagegen keine ausgleichende Wirkung.

KRÜGER [59] stellte einer Gruppe mit 34% tierischem Eiweiß im Futter eine Versuchsgruppe mit 16% tierischem Eiweiß und Procain-Penicillin gegenüber. Die weitgehende Übereinstimmung in den Leistungen beider Gruppen beweist, daß sich auch hier die Verringerung der Gabe an tierischem Eiweiß nicht ungünstig ausgewirkt hat.

Eine weitere Bestätigung für die Möglichkeit, durch antibiotische Futterzusätze tierisches Eiweiß einzusparen, bringt ein Versuch von BOEGER [7]. Die Herabsetzung der Eiweißkonzentratgabe von 300 auf 150 g (mit 75 g tierischem Eiweißfutter) ließ sich ohne Beeinträchtigung der Zunahmen und der Futterverwertung durch Zugabe von Procain-Penicillin ausgleichen. Gleichzeitig wurde in der Versuchsgruppe der Gesamteiweißverbrauch vermindert, wie folgende Übersicht zeigt:

Futtermittel:	*Gruppe I*	*Gruppe II*
Kartoffeln	satt	satt
Schrot	750 g	750 g
Eiweißkonzentrat (50z% tier. Eiweiß)	300 g	150 g
Mastleistungen:		+ Proc.-Penicillin
Zunahmen	732 g	734 g
Verbrauch je 100 kg Zuwachs:		
Verdaul. Eiweiß	39,5 kg	30,8 kg
Ges. Nährstoffe	267,6 kg	261,8 kg

Aus einem Versuch von SCHEUNERT und KRAACK [108] mit 33 kg schweren Schweinen geht hervor, daß *auch im Klärschlamm antibiotische Stoffe* enthalten sind. Zugabe eines B_{12}-haltigen Klärschlammextraktes machte eine Futterration ohne tierisches Eiweiß vollwertig und bewirkte ein Ansteigen der Zunahmen von 417 auf 672 g. Getrockneter, steriler Klärschlamm ließ gleichfalls eine wachstumsfördernde Wirkung erkennen (KRAACK [53]).

Die angeführten Untersuchungen zeigen, daß *Antibiotica und B_{12}-haltige antibiotische Substanzen* in starkem Maße zur *Einsparung tierischen Eiweißes* beitragen können. Bei Einsatz hochwertiger pflanzlicher Eiweißfuttermittel dürfte die Zufütterung antibiotischer B_{12}-haltiger Futterzusätze einen vollständigen Ersatz des tierischen Eiweißes ohne Beeinträchtigung der Mastleistungen ermöglichen.

c. *Die Bedeutung des Fischextraktes für die Eiweißversorgung der Mastschweine*

Eingedickter Fischextrakt ist das beim Eindampfen des Wassers erhaltene Produkt, das bei der hydraulischen Auspressung von Öl aus Fisch ausgelaufen (BECKER [4]) und entfettet ist.

Obwohl die Fischextrakte 25—30% Eiweiß in der Trockensubstanz enthalten, sind sie nicht als Eiweißfuttermittel anzusehen, da zwei Drittel des Eiweißes aus Leimstoffen bestehen und die Aminosäuren Tryptophan und Cystin nur in geringer Konzentration vorhanden sind (BECKER [4]). Die günstigen Ergebnisse bei Verfütterung von Fischextrakten sind daher nur durch besondere Wirkstoffe (früher „APF" genannt) zu erklären (RICHTER [105]).

In den ersten *Mastversuchen*, die *mit Fischextrakt* durchgeführt wurden, konnten STAHL und FRIEDRICH [128] feststellen, daß Zugabe von Fischextrakt zum pflanzlichen Grundfutter gleiche Mastleistungen bewirkt wie Verwendung von Fischmehl.

Versuche von RICHTER [105] zeigten gleichfalls, daß Futterrationen, die hochwertige pflanzliche Eiweißträger enthalten, bei Zugabe von Fischextrakt sichere Masterfolge bringen.

KRÜGER[58a] berichtet dagegen über weniger günstige Ergebnisse. Mit einer Futterration, die als Eiweißbeifutter Erdnußkuchenmehl enthielt, waren durch Zugabe von Fischpreßsaft nur Zunahmen von 509 g zu erreichen, während der Zuwachs bei Verfütterung von tierischem Eiweißfutter durchschnittlich 689 g betrug. Der vollständige Ersatz des tierischen Eiweißes hat sich in diesem Versuch auch bei Zusatz von Fischextrakt nachteilig ausgewirkt.

In einem Versuch von LIEBENBERG[65], der ebenfalls wie die schon besprochenen im Mastabschnitt von 30—110 kg durchgeführt wurde, konnte eine eiweißsparende Wirkung des Fischextraktes festgestellt werden. Obwohl das Schrotfutter in der Versuchsgruppe um 200 g und das Eiweißfutter um 40 g gekürzt wurde, brachte die Zulage von Fischextrakt 90 g höhere Zunahmen und eine bessere Futterverwertung als in der Vergleichsgruppe.

Fischextrakt kommt auch mit Zusatz von Vitamin D_2 unter der Bezeichnung „Betapan" oder „Beta-Mehl" in den Handel. Orientierende Fütterungsversuche mit „Betapan" (FISCHER[36]) und „Beta-Mehl" (STAHL[126]) ließen eine günstige wachstumsfördernde Wirkung dieser Präparate erkennen. WUSSOW und Mitarbeiter[139] untersuchten in einer umfangreichen Versuchsreihe an Schweinen im Gewicht von 40—130 kg die Frage, ob „Beta-Mehl" imstande ist, pflanzliches Eiweiß vollwertig zu machen. Bei Kartoffelmast wurden folgende Ergebnisse erzielt (Grundfutter: 1 kg Schrot, Kartoffeln satt):

Gruppe	Tierzahl	Beta-Mehl g	Hefe g	Erbsenschrot g	Tierkörpermehl g	Zunahmen g	Verwert.-Zahl g
I	4	—	—	—	—	425	392
II	4	80	—	—	—	564	328
III	4	40	—	—	—	579	326
IV	4	—	200	—	—	543	342
V	3	40	200	—	—	653	309
VI	4	—	—	300	—	578	339
VII	4	40	—	300	—	698	311
VIII	4	—	—	—	150	644	318

Zunahmen und Futterverwertung lassen erkennen, daß bei Zugabe von „Beta-Mehl" ein vollständiger Ersatz des tierischen Eiweißfutters durch Hefe oder Erbsenschrot ohne Beeinträchtigung der Mastleistungen möglich ist. Es scheint daher trotz der ungünstigen Ergebnisse von KRÜGER[58a] gerechtfertigt, eine Ration mit wertvollen pflanzlichen Eiweißfuttermitteln + Fischextrakt als vollwertig anzusehen.

C. ZUSAMMENFASSUNG

Da die biologische Wertigkeit die Grundlage für die Bewertung von Eiweißstoffen darstellt, werden die Methoden zu ihrer Bestimmung besprochen und die besondere Bedeutung des N-Bilanzverfahrens, dessen Methodik standardisiert werden muß, herausgestellt. Die rein chemische Betrachtungsweise wird den biologischen Verhältnissen nicht gerecht.

Die Untersuchungen zeigen, daß die Unterlegenheit der pflanzlichen Eiweißstoffe den tierischen gegenüber hauptsächlich auf ihre geringere BW zurückzuführen ist. Die bessere Wirkung des tierischen Eiweißfutters in der Schweinemast ist aber auch zum Teil durch seinen Gehalt an Wirkstoffen und einen guten Ergänzungswert bedingt.

Ohne Verwendung besonderer Futterzusätze scheint es wenig zweckmäßig, das tierische Eiweiß völlig durch pflanzliche Futterstoffe zu ersetzen. Der Einsatz von Hülsenfrüchten, Ölsaatenrückständen und Hefe als Eiweißbeifutter erlaubt es jedoch, den Anteil des tierischen Eiweißes in der Gesamtration unter die allgemein als notwendig erachtete Norm von 30—35% herabzusetzen. In welchem Maße die angeführten Futterstoffe tierisches Eiweiß ersetzen können, wird durch einige Futterbeispiele gezeigt.

Die Auswertung verschiedener Mastversuche läßt erkennen, daß eine Einsparung tierischen Eiweißfutters in der Schweinemast auch durch Verfütterung von Grünfutter-Silage oder Trockengrünfutter möglich ist.

Besondere Beachtung bei der Eiweißversorgung der Schweine muß der Verwendung vielseitig zusammengesetzter Futterrationen geschenkt werden, um die Ergänzungswirkungen der Eiweißstoffe auszunutzen.

Es wird weiter darauf hingewiesen, daß die Wahl des Mastverfahrens einen erheblichen Einfluß auf den Verbrauch an tierischem Eiweiß hat. Da bei Wirtschatsmast je 100 kg Zuwachs etwa ein Drittel tierisches Eiweißfutter weniger benötigt wird als bei Schnellmast, ist die Mast mit Mastvorbereitung bei uns zu bevorzugen.

Ein vollständiger Ersatz des tierischen Eiweißes wird durch besondere Futterzusätze in Verbindung mit hochwertigen pflanzlichen Eiweißfutterstoffen ermöglicht. Während reines Vitamin B_{12} nicht in der Lage ist, pflanzliches Grundfutter vollwertig zu ergänzen, sind bei Zugabe von B_{12}-haltigen antibiotischen Futterzusätzen oder Fischextrakt zu einer gut zusammengesetzten Ration aus pflanzlichen Futterstoffen sichere Masterfolge zu erwarten.

D. LITERATURVERZEICHNIS

[1] AXELSSON, F.: Die stimulierende Wirkung des Proteins im Tierfutter. Tierernährung 11. Bd. (1939) S. 162.

[2] BAETHGE, G.: Mästungs- und Ausschlachtungsversuche an Schweinen. Tierernährung, 4. Bd. (1932) S. 270.

[3] BANSI, W. und L. LUDWIG: Die Aminosäuren und ihre Bedeutung für Ernährung und Therapie. Steinkopf — Dresden und Leipzig 1951.

[4] BECKER, M.: Die Zusammensetzung von Fischextrakten verschiedener Herkunft und ihre Verwendung in der Fütterung der landwirtschaftlichen Nutztiere. Züchtungskunde, Bd. 22 (1951) Heft 6.

[5] BEHM, G.: Über den Einfluß der Rohfaser im Futter auf die Menge des Darmverlust-Stickstoffs, nach Versuchen an Ratten, Kaninchen und Schweinen. Archiv für Tierernährung, 4. Bd. (1954) S. 197.

[5a] BEHM, G.: Über den Einfluß der Futtermenge auf die Menge des Darmverlust-Stickstoffs. Arch. f. Tierern. 5. 1955. 52.

[6] BELLER, K.: Zur Frage der Komplettierung der Leistungsfütterung mit Wirkstoffgemischen. Archiv für Tierernährung, Sonderheft 5 (1954) S. 216.

[7] BOEGER, O.: Bericht über einen Mastversuch mit Procain-Penicillin „P. Z." bei Schweinen. Züchtungskunde, Bd. 25 (1953) S. 85.

[8] BRAUDE: Versuche mit Antibiotika. Futter und Fütterung, Nr. 34.

[9] BREIREM, K.: Proteinoptimum und Energieverwertung bei Schweinen. Tierernährung, 15. Bd. (1943) S. 229.

[10] BRÜGGEMANN, H.: Neue Erkenntnisse auf dem Gebiet der Schweinefütterung. In: Neuzeitliche Tierernährung durch vollwertige Mischfutter. Lohmann und Co., K.G. Hamburg.

[11] BRÜGGEMANN, J.: Die perorale Verabreichung von Wirkstoffen in ihrer Bedeutung für die Ernährung unserer Nutztiere. Institut f. Ernährung und Physiol., München, 4. Jg. (1954) Heft 1.

[12] BÜNGER, H., W. HARRE und H. SCHMIDT: Versuche mit verschieden hoher Eiweißgabe in der Hackfruchtmast. Tierernährung, 11. Bd. (1939) S. 41.

[13] BÜNGER, H., FRIEDRICH, E. und K. HÜLSEN: Mastversuche zur Feststellung des Futterverzehrs und des Nährstoffverbrauches bei leichten und schweren Schweinen. Arch. f. Tierernährung, Bd. 1 (1950) 65.

[14] BÜNGER, H. und Mitarbeiter: Kann man bei der Mast schwerer Schweine die Zugabe an Eiweißfutter einschränken? Ztschr. f. Schweinezucht, 46. Jg. (1939) Heft 6.

[15] BÜNGER, H. und Mitarbeiter: Fütterungsversuche mit Einsäuerungsgemischen von Kartoffeln und Süßlupinen-Grünfutter. Ztschr. f. Schweinez., 49. Jg. (1942) Nr. 27.

[16] BÜNGER, H., FISSMER, E. und A. NAGELSBACH: Schweinemastversuche mit Eiweißfuttermitteln tierischer und pflanzlicher Herkunft. Ztschr. f. Schweinezucht, 49. Jg (1942) Nr. 1.

[17] BÜNGER, H. und H. SCHMIDT: Wieweit läßt sich in der Schweinemast das Fischmehl als Eiweißbeifutter durch Süßlupinenschrot ersetzen? Ztschr. f. Schweinezucht, 50. Jg. (1943) Nr. 14.

[18] BÜNGER, H. und WERNER: Schweinemastversuche mit Luzerne- und Grasmehl. Ztschr. f. Schweinezucht, 39. Jg. (1932) Nr. 45.

[19] BÜNGER, H. und Mitarbeiter: Bericht über die Ergebnisse der Mastprüfungsanstalt Lentföhrden (Schleswig-Holstein) für das Jahr 1939/40. Ztschr. f. Schweinezucht, 49. Jg. (1942) S. 139.

[20] BÜNGER, H.: Fütterungsversuch mit Holzzuckerhefe an Mastschweinen. Tierernährung, 8. Bd. (1936) S. 594.

[21] BÜNGER, H.: Fütterungsversuch mit Holzzuckerhefe an Mastschweinen. Tierernährung, 11. Bd. (1939) S. 157.

[22] CATRON, D., ref. von SPLITTGERBER: Eine Jahresübersicht über die Verwendung der Antibiotica bei Schweinen. Futter und Fütterung, Nr. 37.

[23] CLAUSEN, H.: Beitrag zur Frage des Eiweißoptimums bei Mastschweinen. Züchtungsk. Bd. 6 (1931) S. 289.

[24] COLUMBUS, A.: Die Variabilität der biologischen Eiweißwertigkeit unter verschiedenen Bedingungen, nach Stoffwechselversuchen an wachsenden Schweinen. Habil.-Schrift, Berlin 1949.

[25] COLUMBUS, A.: Stickstoff-Grundumsatz und Methodik der Bestimmung der biologischen Eiweißwertigkeit nach dem N-Bilanzverfahren bei wachsenden Ratten. Archiv für Tierernährung, Beiheft 4 (1954) 51.

[26] COLUMBUS, A.: Problematik der Methoden zur Bestimmung der biologischen Eiweißwertigkeit. Festschrift: 100 Jahre Möckern, Bd. II, S. 327.

[27] COMBERG, G. und W. ROSENHAHN: Weitere Untersuchungen über die Verwendung von Trockenhefe (Sulfitablaugenhefe) in der Schweinemast. Tierzucht, 6. Jg. (1952) S. 115.

[28] CRASEMANN, E. und A. TSCHERNAK: Vergleichender Schweinemastversuch mit Holzduckerhefe und Fischmehl. Tierernährung und Futtermittelkunde, 3. Bd. (1940) S. 6.

[29] DEGENER, W.: Betrachtungen über den nutritiven Wirkungsmechanismus von Antibiotica Archiv für Tierernährung, 3. Bd. (1953) S. 313.

[30] DREYER, H.: Untersuchungen über den Einfluß von Vitamin B_{12} und APF auf den Eiweißstoffwechsel. Archiv f. Tierernährung, 3. Bd. (1953) S. 240.

[31] FANGAUF, R.: Antibiotika im Geflügelfutter. Deutsche Wirtschaftsgeflügelzucht, 6. Jg. (1954) Nr. 39.

[32] FANGAUF, K. W.: Über die Anwendung von Antibiotika in der Tierern.hrung. Futter und Fütterung, Nr. 43.

[33] FINK, H.: Über die Züchtung eiweißreicher Hefe. In: Chemie und Physiologie des Eiweißes. Konferenz medizinisch-naturwissenschaftl. Zusammenarbeit. Frankfurt 1938.

[34] FINK, H. und F. JUST: Zur Biochemie der Torula utilis, II. Mitt. Biochem. Ztschr., 300. Bd. (1938) Heft 1.

[35] FINK, H.: Neuere Forschungsergebnisse auf dem Gebiete der Eiweißernährung. Vorträge 4. Hochschultagung Bonn-Poppelsdorf, 1950.

[36] FISCHER, H.: Fütterungsversuch mit „Betapan". Tierzucht, 5. Jg. (1951) Heft 2.

[37] FRÖLICH, G. und H. LÜTHGE: Die Verwendung von Wirtschaftsfuttermitteln und Kraftfuttermitteln in der Schweinemast. Tierernährung, 2. Bd. (1931) S. 1.

[38] FRÖLICH, G. und F. HARING: Versuche an Mastschweinen mit deutschem Rapskuchenmehl. Züchtungskunde, Bd. 11 (1936) S. 22.

[39] HANSSON, N. und S. BENGTSSON: Der Eiweißbedarf des Mastschweines durch praktische Fütterungsversuche beleuchtet. Tierernährung, 2. Bd. (1931) S. 27.

[40] HARING, F.: Weidegang und Grünfütterung. Ztschr. f. Schweinezucht, 43. Jg. (1936) S. 291.

[41] HARTMANN, W. und W. ROSENHAHN: Verwendung der Trockenhefe (Sulfitablaugenhefe) in der Schweineschnellmast mit Kartoffeln und vollwertigen Zuckerschnitzeln. Tierzucht, 7. Jg. (1953) S. 48.

[42] HAVERMANN, H und H. SCHARPENSEEL: Untersuchungen über das Verhalten des d, l-Methionins im Stoffwechsel des vollwertig ernährten Schweins und Legehuhns. Archiv f. Tierernährung, 3. Bd. (1953) S. 259.

[43] HEGENER, H.: Antibiotica und Vitamin B_{12} in der Schweinemast. Diss. Kiel 1953.

[44] HILL, H. und H. RADTKE: Die Anwendung von Vitamin B_{12}-haltigen Antibioticarückständen. Deutsche Tierärtliche Wochenschrift, Hannover, 59. Jg. (1952) Nr. 25/26.

[45] HILL, H., MOCH, R. und G. SCHUMANN: Beiträge zum Eiweißstoffwechsel des Schweines Deutsche Tierärztliche Wochenschrift, Hannover, 61. Jg. (1954).

[46] HOCK, A.: Über den Ergänzungswert verschiedener Nahrungsproteine. Biochem. Ztschr., 311. Bd. (1942) S. 385.

[47] JUKES, T. H., E. L. STOKSTAD and H. P. BROQUIST: Effect of vitamin B_{12} on the response to homocystine in chicks. Arch. Biochem., 25 (1950) p. 453.

[48] KIRSCH, W. und H. JANTZON: Wickgemenge und Zuckerrübenblatt als Beimengung für gedämpfte Kartoffeln und ihr Futterwert in der Schweinemast. Tierernährung, 15. Bd. (1943) S. 330.

[49] KIRSCH, W. und H. JANTZON: Vergleichende Untersuchungen über den Futterwert von Gärfutter und Körnern gelber und blauer Süßlupinen (bitterstofffreie Lupinen der SEG) nach Versuchen am Wiederkäuer und am Schwein. Tierernährung, 10. Bd. (1938) S. 265.

[50] KIRSCH, W. und DREWS, R.: Schweinefütterungsversuche zur Prüfung der „Grundstandard-Methode" bei Getreidemast. Futter und Fütterung, Nr. 37.

[51] KIRSCH, W. und M. WITT: Schweinefütterungsversuche mit „Grundstandard" (Getreidemast). Züchtungskunde, 26. Bd. (1954) S. 7.

[52] KLIESCH, J.: Der Eiweißbedarf der Mastschweine. Züchtungskunde, Bd. 11 (1936) S. 356.

[53] KRAACK: Schweinefütterungsversuch mit sterilem Klärschlamm. Tierzucht, 8. Jg. (1954) Heft 11.

[54] KRONACHER, C., J. KLIESCH und A. BUCHHOLTZ: Schweinemastversuche unter Verwendung von Luzernesilage, grüner Luzerne und grünem Klee. Tierzüchtung und Züchtungsbiologie, 30. Bd. (1934) S. 229.

[55] KRONACHER, C. und J. KLIESCH: Süßlupinenkörner als Eiweißbeifutter bei der Kartoffelmast der Schweine. Züchtungskunde, 10. Bd. (1935) S. 59.

[56] KRONACHER, C., J. KLIESCH und A. BUCHHOLZ: Versuche mit Verfütterung von Luzerneabfällen in der Schweinemast. Tierernährung, 5. Bd. (1933) S. 256.

[57] KRONACHER, C., J. KLIESCH und A. BUCHHOLTZ: Schweinemastversuche unter Verwendung pflanzlicher Eiweißfuttermittel. Deutsche landwirtschaftliche Tierzucht, 36. Jg. (1932) S. 147.
[58] KRÜGER, L. und J. K. HINRICHSEN: Versuche zur Frage der Eiweißgaben, Eiweißformen und Ergänzungsstoffe in der Schweinemast. I. Mitt.: Züchtungsk., 25. Bd. (1953) S. 141.
[58a] — II. Mitt.: Züchtungsk., 26. Bd. (1954) S. 13.
[59] KRÜGER, L., BIEDERMANN, F. und W. SCHMID: Schweinemastversuche mit B_{12} und antibiotischen Futterzusätzen. Futter und Fütterung, Nr. 30/31.
[60] LANG, K. und O. F. RANKE: Stoffwechsel und Ernährung. Springer-Verlag 1950.
[61] LEDERLE: Mitteilungen für Tierhaltung, Heft 1, S. 5—6.
[62] LEDERLE: Mitt. f. Tierhaltung, Heft 5, S. 4—5.
[63] LEHMANN, F.: Die Lehre von der Fütterung und Mast des Schweines. Pfenningstorf-Berlin, 1944.
[64] LENKEIT, W.: Einführung in die Ernährungsphysiologie der Haustiere. Enke-Stuttgart, 1953.
[65] LIEBENBERG, O. und W. RITZE: Die Verfütterung von Fischextraktionsemulsion an Mastschweine. (Vorläufige Mitteilung.) Tierzucht, 6. Jg. (1952).
[66] LINTZEL, W.: Über einige neue Gesichtspunkte und Möglichkeiten der Erforschung des Eiweißstoffwechsels der landwirtschaftlichen Nutztiere. Ztschr. für Tierernährung und Futtermittelkunde, Bd. 2 (1939).
[67] LÜTHGE, H.: Versuche zur Feststellung zweckmäßiger Fütterungsmaßnahmen in der Schweinezucht. Habil.-Schrift, Halle 1930, S. 134.
[68] MALKOMESIUS, PH.: Ldw. Versuchsstat., Bd. 122 (1935) S. 123.
[69] MALKOMESIUS, PH.: Fütterungsversuch mit „Süßlupine"-Schrot bei Schweinen. Züchtungsk., 12. Bd. (1937).
[70] MANGOLD E.: Die Verdauung bei den Nutztieren. Akademie-Verlag, Berlin 1950.
[71] MANGOLD, E.: Über den Eiweißbedarf der Schweine. Tierzucht, 1. Jg. (1947) S. 3.
[72] MANGOLD, E. und W. LINTZEL: Die Verdaulichkeit des Süßlupinenschrotes bei Schweinen. Tierernährung, 7. Bd. (1935) S. 84.
[73] MANGOLD E.: Die ernährungsphysiologischen Eigenschaften der Süßlupinen. Sitzungsberichte der Deutschen Akademie der Wissenschaften, Math.-naturwiss. Klasse, Jg. 1949, Nr. III.
[74] MANGOLD, E.: Wege zur Steigerung der Eiweißversorgung in der Tierernährung. Sitzungsberichte der Deutschen Akademie der Wissenschaften Jg. 1951, Nr. 1.
[75] MANGOLD, E. und W. LINTZEL: Die biologische Wertigkeit des Eiweißes der Süßlupinensamen bei der Verfütterung an Schweine. Landwirtschaftliche Versuchsstationen, Bd. 123 (1935), S. 133.
[76] MANGOLD, E. und A. COLUMBUS: Verdaulichkeit und biologische Eiweißwertigkeit der Samenkörner einer neuen gelben Süßlupine „Weiko" beim Schwein. Ldw. Versuchsstationen, Bd. 129 (1938) S. 110.
[77] MANGOLD, E., A. COLUMBUS und A. PEHAM: Über die Verdaulichkeit und biologische Eiweißwertigkeit von frischer und konservierter Bierhefe, nach Versuchen an Schweinen und Wiederkäuern. Tierernährung Bd. 13 (1941), S. 189.
[78] MANGOLD, E., A. COLUMBUS und A. HOCK: Versuche mit Dauerfütterung von Sprithefe aus Sulfitablauge der Zellstoffabrikation an Ratten. Tierernährung Bd. 11 (1939), S. 257.
[79] MITCHELL, H. H.: The Depence of the Biological Value of Food Proteins Upon Their Content of Essential Amino Acids. Festschrift: 100 Jahre Möckern, Bd. II, S. 279.
[80] MITCHELL, H. H.: The Nutritive Value for Crowing Swine of the Proteins of Linseed Meal and of Cottonseed Meal both alone and in Combination with the Proteins of Corns. Journal of Agricultural Resarch, Vol. 43 (1931), Page 743.
[81] MÜLLER, R. und F. MASSBERG: Der Einfluß von Methionin und Lysin auf den Eiweißwert einer Gerste-Magermilch-Ration bei wachsenden Schweinen. Archiv für Tierernährung, Bd. 4 (1954), S. 241.
[82] MÜNZBERG, H.: DLG-Kraftfutter-Standards 1954/55. Mitteilungen der DLG, Jg. 69 (1954), S. 436.
[83] NEHRING, K. und PH. MALKOMESIUS: Fütterungsversuche mit Hautfuttermehl an Schweinen. Tierernährung, Bd. 10 (1938), S. 549.

[84] NEHRING, K. und W. SCHRAMM: Versuche mit Glucose-Ureid an Schweinen. Tierernährung, Bd. 10 (1938), S. 525.

[85] NEHRING, K.: Die Bestimmung der biologischen Wertigkeit des Eiweißes. Landw. Forschung, Sonderheft 4 (1953), S. 123.

[86] NEHRING, K.: Probleme der Eiweißforschung in der Tierernährung, Sitzungsberichte der Deutschen Akademie der Landwirtschaftswissenschaften zu Berlin, Bd. I, Heft 11.

[87] NEHRING, K. und E. HAESLER: Untersuchungen über die biologische Wertigkeit von Eiweißfutterstoffen. I. Mitteilung. Archiv für Tierernährung, Sonderheft 5 (1954), S. 110.

[88] NEHRING, K.: Der Einsatz von Grünfutter in der Schweinemast unter besonderer Berücksichtigung von eingesäuertem Kartoffel-Grünfuttergemisch. Zeitschrfit für Schweinezucht, Jg. 49 (1942), Heft 21.

[89] NEHRING, K. und W. SCHRAMM: Über den Futterwert von künstlich getrocknetem Grünfutter. Archiv für Tierernährung, Bd. 1 (1951), S. 1.

[90] NEHRING, K.: Der sachgemäße Einsatz unserer Futtermittel, die Voraussetzung für den Aufbau unserer Viehhaltung. Die Deutsche Landwirtschaft, 3. Jg. (1952), S. 78.

[91] NEHRING, K.: Der Einsatz der Hefe in der Fütterung. Tierzucht, 5. Jg. (1951), Heft 4.

[92] NIESCHLAG, F.: Bericht über einen Schweinemastversuch zur Prüfung des vollen Ersatzes von Getreide durch Hackfrüchte und des teilweisen Ersatzes von Eiweißbeifutter durch Sauer- oder Trockenblatt. Forschungsdienst, Bd. 11, Heft 5.

[93] PETERSON, G. E., DICK, E. C. and JOHANSSON, K. R.: Influence of dietary aureomycin and carbohydrate on growth, intestinal microflora and Vit. B_{12} synthesis of the rat. Journal Nutrition 51 (1953) P. 171.

[94] RICHTER, K. und A. BRÜGGEMANN: Eiweißbedarf bei der Kartoffelmast der Schweine. Zeitschrift für Schweinezucht, Jg. 41 (1934), S. 327.

[95] RICHTER, K.: Praktische Viehfütterung. Ulmer-Stuttgart (1952).

[96] RICHTER, K.: Die Wirkung einseitiger Beigabe verschiedener Eiweißfuttermittel bei der Mast der Schweine. Deutsche Ldw. Tierzucht, Jg. 30 (1926), Seite 312.

[97] RICHTER, K. und H. BRÜGGEMANN: Ein Beitrag zur Technik der Mast des Fettschweines. Züchtungskunde, Jg. 10 (1935), S. 353.

[98] RICHTER, K.: Mitteilungen für die Landwirtschaft, Jg. 57 (1952), S. 662.

[99] RICHTER, K., CRANZ und LEZIUS: Eingesäuerte Kartoffel-Stoppelkleegemische als Mastfutter für Schweine. Futter und Fütterung, Nr. 33.

[100] RICHTER, K.: Die Felderbse als Eiweißbeifutter bei der Mast der Schweine. Züchtungskunde, 1. Jg. (1926), S. 382.

[101] RICHTER, K.: Zeitschrift für Schweinezucht, Jg. 39 (1932), Nr. 24.

[102] RICHTER, K.: Zuckerrübenblatt im Austausch mit Kartoffeln. Zeitschrift für Schweinezucht, Jg. 49. (1942), Nr. 43.

[103] RICHTER, K. und H. BRÜGGEMANN: Der Futterwert von Holzzuckerhefe. Tierernährung Bd. 9 (1937), S. 95.

[104] RICHTER, K. und H. GAFERT: Futterwert und Futterwirkung von getrockneter Sulfitablaugenhefe. Tierernährung und Futtermittelkunde, 6. Bd. (1943), S. 87.

[105] RICHTER, K., CRANZ und LEZIUS: Über die Wirkung von APF-Beigaben in der Schweinemast. Züchtungskunde, Bd. 23, 1952, Heft 6.

[106] SCHARRER, K. und R. SCHREIBER: Vergleichender Mastversuch mit Luzerne-Gärfutter als teilweiser Ersatz des Gerstenschrotes an Schweinen. Tierernährung, Bd. 14 (1942), S. 65.

[107] SCHEUNERT, A.: Die Bedeutung der pflanzlichen Eiweißstoffe für die tierische und menschliche Ernährung. Forschungsdienst 1937, Sonderheft 6.

[108] SCHEUNERT, A. und E. KRAACK: Schweinefütterungsversuch mit Klärschlammextrakt. Archiv für Tierernährung, Sonderheft 4 (1954), S. 83.

[109] SCHIFTAN, H.: Über die biologische Wertigkeit des Futtereiweiß bei wachsenden Schweinen. Dissertation Ldw. Hochschule Berlin (1932).

[110] SCHILLER, K.: Über den Ergänzungswert von Eiweißträgern verschiedener Herkunft in der tierischen Ernährung. Archiv für Tierernährung, Bd. 3 (1953), S. 342.

[111] SCHMIDT, J. und W. WINZENBURGER: Über die Mast von 150 kg-Schweinen. Züchtungskunde, Jg. 10 (1935), S. 363.

112 SCHMIDT, J. und C. ZIMMERMANN: Über die zweckmäßigsten Eiweißgaben in Bezug auf Mastdauer, die Futterverwertung und das Fettfleischverhältnis bei Schweinen. Zeitschrift für Schweinezucht, Jg. 41 (1934), S. 123.

113 SCHMIDT-KLIESCH-GOERTTLER: Lehrbuch der Schweinezucht, Parey-Berlin, 2. Aufl. 1945, S. 253.

114 SCHMIDT, J., J. KLIESCH und H. GIERSBERG: Untersuchungen zur Frage der Zufütterung von eiweißreichem Grünfutter an Mastschweine. Forschungsdienst, Bd. 6 (1938).

115 SCHMIDT, J., J. KLIESCH und A. KAEMPFFER: Untersuchungen über die Verwertbarkeit von künstlich getrockneter Luzerne (Luzernegrünmehl) als Getreideersatz in der Schweinemast. Zeitschrift für Tierernährung und Futtermittelkunde, Jg. 2 (1939), S. 144.

116 SCHMIDT, J., M. FREIIN VON SCHLEINITZ und E. LAGNEAU: Versuche über den Stickstoffansatz von wachsenden Schweinen bei Fütterung mit Trockenhefe, Sojaschrot und Erdnußkuchenmehl. Tierernährung, Bd. 6 (1934), S. 281.

117 SPERLING, L.: Mastversuch mit DLG-Kraftfutter-Standards für Schweine. Futter und Fütterung, Nr. 43.

118 SPERLING, L.: Antibiotika und verwandte Stoffe in der Ernährung der landwirtschaftlichen Nutztiere. Futter und Fütterung, Nr. 27.

119 STAHL, W.: Die Mast ausgewachsener Schweine. Ruhlsdorfer Berichte, 4. Heft 1939.

120 STAHL, W.: Fragen der Fettschweinemast. Zeitschrift für Schweinezucht, 41. Jg., 1934, S. 306.

121 STAHL, W., PELLEHN, G. und H. HILDEBRANDT: Versuch zur Eiweißwirkung bei zeitlich verschiedener Zuteilung des Eiweißfutters in der Mast. Zeitschrift für Schweinezucht, 41. Jg. (1934), S. 533.

122 STAHL, W.: Die Wirtschaftsmast der Schweine. Die Deutsche Landwirtschaft, 3. Jg. (1952), S. 480.

123 STAHL, W., A. GÖHNER und F. BARTH: Pflanzliches Eiweiß in der Kartoffelschnellmast der Schweine. Deutsche Ldw. Tierzucht, 35. Jg. (1931), S. 560.

124 STAHL, W.: Fragen der Fettschweinemast. Zeitschrift für Schweinezucht, 41. Jg., 1934, S. 306.

125 STAHL, W.: Weidegang ist vorteilhafter als Grünfutter im Stall. Zeitschrift für Schweinezucht, 49. Jg. (1942).

126 STAHL, W.: Futtergrundlage und Schweinehaltung. Zeitschrift für Schweinezucht, 49. Jg. (1942), Nr. 46.

127 STAHL, W.: Die Hülsenfrüchte in der Schweinemast. Die Deutsche Landwirtschaft, 3. Jg. (1952), S. 83.

128 STAHL, W. und FRIEDRICH: Versuche mit eingedickter Fischbrühe (Fischextrakt) in der Schweinemast. Journal Landwirtschaft, 87. Jg. (1940), S. 290.

129 STAHL, W., WIESENER, E. und E. ZEMBKE: Ein orientierender Fütterungsversuch mit „Beta-Mehl“. Tierzucht, 6. Jg. (1952), Heft 5.

130 STOKSTAD, E. L. R.: Antibiotics in Animal Nutrition. Phys. Reviews, Vol. 34 (1954) Nr. 1.

131 STOTZ, H.: Das Eiweiß und die wasserlöslichen Stickstoffverbindungen der Futtermittel im Futter der landwirtschaftlichen Nutztiere. Tierzucht, 3. Jg. (1949), Heft 1—2.

132 SZILVINYI, A. VON und LEITHENMAYER, H.: Zur Kenntnis der Darmflora von Schweinen bei Antibiotica-Zufütterung. Mitteilungen der Versuchsstation für Gärungsgewerbe in Wien (1954), Nr. 3/4.

133 TRAUTMANN, A. und H. HILL: Vitamin B_{12}, Animal-Protein-Faktor und Antibiotica als Wachstumsfaktoren. Archiv für Tierernährung, Bd. 2 (1951), S. 199.

134 VÖLTZ, E. und KIRSCH, W.: in E. MANGOLD: Handbuch der Ernährung und des Stoffwechsels der ldw. Nutztiere, 3. Bd., Springer-Berlin 1931.

135 VOGEL, H.: Schweinemastversuch mit dem Futterzusatz „Astoral“ (Hefewirkstoffkonzentrat). Züchtungskunde, 25. Jg. (1953), S. 229.

136 WÖHLBIER, W. und Mitarbeiter: Schweinemast- und Kükenaufzuchtversuche mit Vitamin B_{12}-Präparaten. Archiv für Tierernährung. Sonderheft 4 (1954), S. 182.

137 WOLFF, W.: Trockenhefe als wertvolles Eiweißfutter in der Schweinemast. Tierzucht. 5. Jg. (1951), S. 127.

[138] WUSSOW, W. und ROSS: Schweinemastversuch zum Vergleich der Eiweißfütterung von Fischmehl und Trockenhefe. Tierzucht, 6. Jg. (1952), S. 299.
[139] WUSSOW, W., J. H. WENIGER und H. R. SCHUMM: Die Wirkung einer APF-Beigabe auf Futterverwertung und Schlachtleistung bei Schweinen. Archiv für Tierernährung, 3. Bd. (1953), S. 223.
[140] ZAUSCH, M.: Der Einfluß verschiedenartiger Mineralstoffgaben auf den endogenen und exogenen Stickstoff-Stoffwechsel nach Versuchen an Albino-Ratten und Schweinen. Kühn-Archiv, Bd. 68 (1954), S. 142—201.

Eingegangen am 29. 7. 55

Aus dem Institut für exper. Veterinärmedizin der Bulgarischen Akademie der Wissenschaften (Sofia)

T. RADEFF und *IV. STOJANOFF*

Über die Bewegungen des Pansens und den Mechanismus des Wiederkauens

Die Bewegungen des Vormagens, genauer gesagt die Bewegungen des Netzmagens und Pansens, sind seit dem vorigen Jahrhundert studiert worden (FLOURENS, COLIN, TOUSSAINT, HARMS).

Zu ihrer Erforschung wurden die verschiedenartigsten Methoden angewendet: vom gewöhnlichen Abtasten der Magenwand, vom Öffnen der Bauchhöhle und unmittelbaren Beobachtung der Bewegungen bis zur Herstellung von Fisteln und Einführung eines mit Wasser oder Luft gefüllten Ballons und Registrierung seiner Bewegungen. Ferner ist auch die röntgenologische und röntgenographische Untersuchung verwendet worden.

Bisher jedoch sind die Bewegungen der einzelnen Teile des Vormagens bei den Wiederkäuern noch nicht völlig geklärt. Hinsichtlich der Bewegungen des Pansens bestehen hauptsächlich zwei Ansichten. Die erste vertritt den Standpunkt, daß die beobachteten periodischen doppelten Zusammenziehungen des Pansens tatsächlich peristaltische und antiperistaltische Wellen seien [2, 8, 10, 24]. Die peristaltische Welle beginnt von der Magenrinne und verbreitet sich über die Wände des Pansens bis auf dessen hintere Teile. Die antiperistaltische Welle ginge von den hinteren Teilen aus, dort, wo die erste aufhört, und verbreitet sich von hinten nach vorn.

Nach der zweiten Auffassung [2, 3, 5, 13, 15] unterscheidet man zwei Bewegungsarten beim Pansen. Die erste Art sind schwache, oberflächliche peristaltische Wellen, welche sich nach verschiedenen Richtungen hin ausbreiten. Die zweite Bewegungsart ist eine allgemeine Kontraktion der Wand, und zwar einmal des dorsalen und zum anderen des ventralen Sackes. Gerade diese totalen Zusammenziehungen der Säcke sollen die wesentlichen Bewegungen des Pansens sein.

Um festzustellen, welche dieser beiden Auffassungen der Tatsache entspricht, haben wir die vorliegenden Untersuchungen angestellt. Die Versuche wurden mittels der Ballonmethode an 8 Schafen mit Fisteln am Pansen durchgeführt. Einige unserer Versuchsschafe hatten je 2 Fisteln; in einigen Fällen befanden sich beide Fisteln am oberen (dorsalen) Sack, und zwar die eine in dessen vorderem Teil, die andere im hinteren, 25—30 cm von der ersten entfernt In anderen Fällen befand sich die eine Fistel im dorsalen Sack im Gebiet der paralumbalen Vertiefung (Hungerhöhle) und die zweite im ventralen Sack links und unmittelbar an der weißen Linie des ventralen Gebietes der Magenwand. Diese Lage der Fisteln ermöglichte uns die Einführung der Ballons in verschiedene Gebiete des Pansens, in manchen Fällen auch in den Netzmagen, und die Registrierung ihrer Bewegungen.

Bei Übertragung der Bewegung des Pansens — sei es äußerlich durch Benutzung eines Ruminographs (RADEFF und STOJANOFF), sei es mittels eines im oberen Sack angebrachten Ballons — werden Kurven aufgeschrieben (Abb. 1 und 2), wobei manche Autoren (EVSEEFF u. a.) die eine Schwankung (I) als peristaltische und die zweite Schwankung (II) als antiperistaltische Welle deuten.

Wenn es sich tatsächlich so verhielte, müßte bei Anbringung von 2 Ballons im oberen Pansensack — einer vom anderen 25—30 cm entfernt — die vom

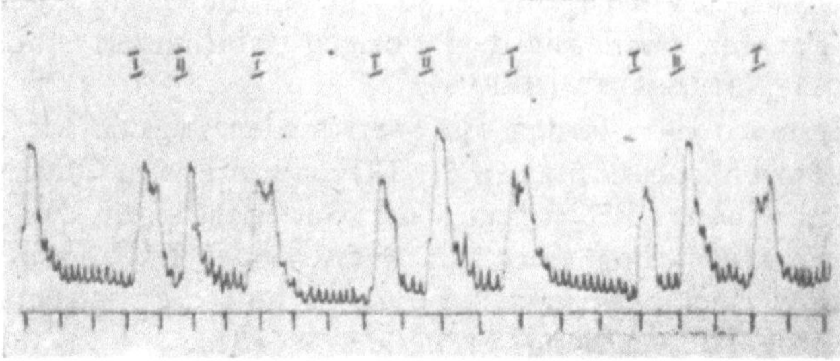

Abb. 1. Ruminogramm, aufgezeichnet mittels Ruminograph auf nicht operierter Kuh. Von oben nach unten: Bewegungen des Pansens (I — erste Kontraktion, II — zweite Kontraktion); Zeit (15 Sek.)

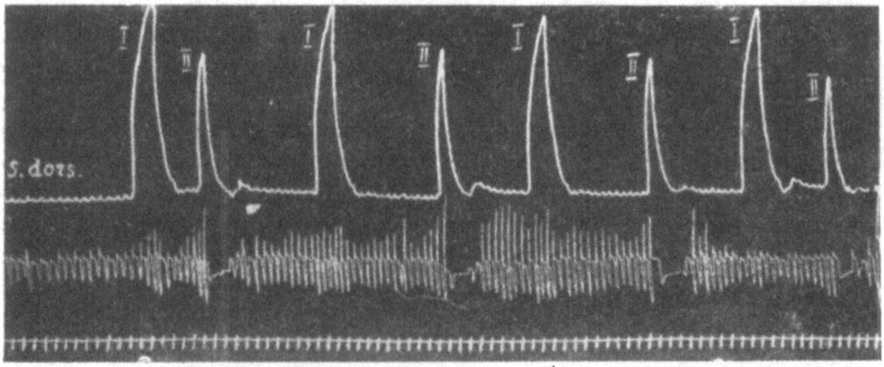

Abb. 2. Ruminogramm vom Schaf, aufgezeichnet mittels Ballon im dorsalen Pansensack. Von oben nach unten: Bewegungen des Pansens (I. Kontraktion, II. Kontraktion); Atmung. Zeit (3 Sek.)

kranial gelagerten Ballon notierte Zusammenziehung bei der ersten Bewegung früher beginnen als diejenige des hinteren Ballons, während man bei der zweiten Bewegung das Gegenteil beobachten müßte.

Bei allen Aufzeichnungen hingegen, auch bei verschiedener Bewegungsgeschwindigkeit des Kymographs, haben wir stets beobachtet, daß die *Zusam-*

menziehungen der Wände der Vorderteile des oberen Pansensackes und die Zusammenziehung der Wände seiner hinteren Teile gleichzeitig erfolgten (Abb. 3 und 4).

Beim *oberen Sack* haben wir zwei aufeinanderfolgende Zusammenziehungen (Kontraktionen) mit kurzer Pause dazwischen beobachtet, woraufhin eine gewöhnlich doppelt so lange Pause eintritt.

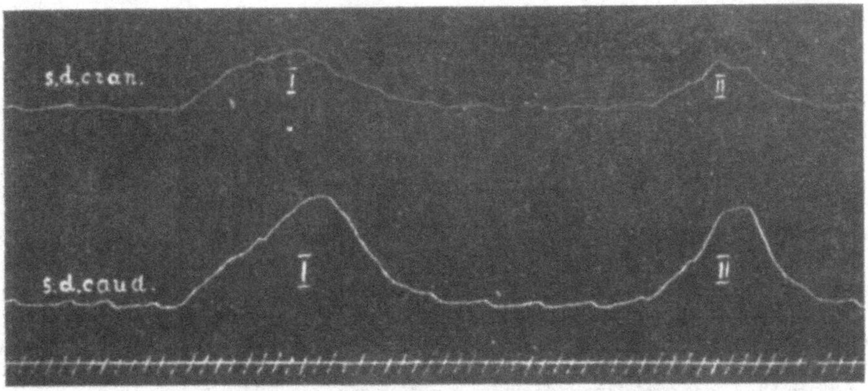

Abb. 3. Von oben nach unten: Bewegungen des vorderen Gebietes des dorsalen Pansensackes (s. d. cran., I. Kontraktion und II. Kontraktion); Bewegungen des hinteren Gebietes des dorsalen Pansensackes (s. d. caud., I. Kontraktion und II. Kontraktion); Zeit ($^1/_2$ Sek.)

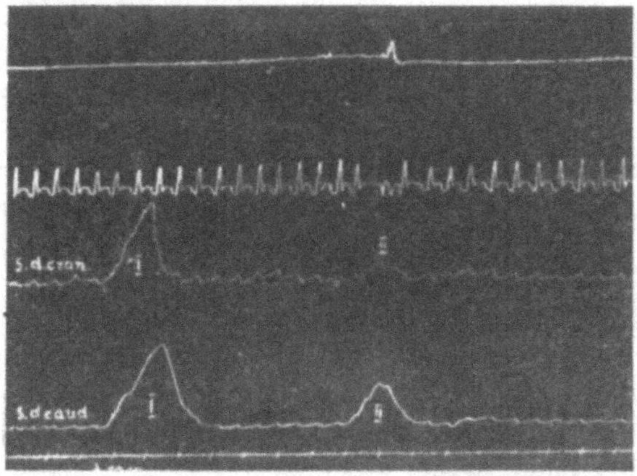

Abb. 4. Von oben nach unten: Rülpsen (ructus); Atmung; Bewegungen des vorderen Gebietes des dorsalen Pansensackes; Bewegungen des hinteren Gebietes des dorsalen Pansensackes; Zeit (3 Sek.)

So dauerte z. B. durchschnittlich bei 46 Messungen die erste Pause 13,15 Sek., die zweite hingegen 28,25 Sek.

Der Verlauf dieser Zusammenziehungen kann verschieden sein. Bei der ersten Kontraktion des dorsalen Sackes kann die Zusammenziehung des hinteren Gebietes langsamer als diejenige des vorderen vor sich gehen, so daß das Maximum seiner Zusammenziehung etwas später eintritt als beim vorderen. Ebenso kann auch die Erschlaffung der Wand in diesem Gebiet langsamer vor sich gehen; infolgedessen kann die Gesamtdauer der Zusammenziehungen und Erschlaffungen des hinteren Gebietes etwas länger als beim vorderen sein. Dies wird nicht nur an verschiedenen Tieren, sondern auch bei ein und demselben Tier beobachtet.

In dem in Abb. 3 gezeigten Falle hat die erste Zusammenziehung und Erschlaffung im vorderen Gebiet des dorsalen Sackes die gleiche Dauer wie in seinem hinteren Gebiet — nämlich 9,52 Sek. Im vorderen Gebiet jedoch wurde das Maximum bei 4,25 Sek. erreicht, wonach die Erschlaffung einsetzte, welche 5 Sek. anhielt (das Zeitverhältnis zwischen Zusammenziehung und Erschlaffung ist 46 : 54). Im hinteren Gebiet desselben Sackes wurde das Maximum nach 5,5 Sek. erreicht. Die Erschlaffung hat hier 3,75 Sek. gedauert, so daß bei gleicher Zeitdauer für Zusammenziehung und Erschlaffung das Zeitverhältnis zueinander 56 : 46 ist. In dem in Abb. 4 registrierten Falle liegen uns andere Ziffern vor. Die eigentliche Zusammenziehung des vorderen Gebietes, obwohl sie zu gleicher Zeit begonnen hat wie die des hinteren Gebietes, hat 4,95 Sek. gewährt, während die Zusammenziehung des hinteren Gebietes sich langsamer vollzieht und das Maximum nach 6,30 Sek. erreicht wird. Die Erschlaffung des vorderen Gebietes hat 3,15 Sek. gewährt, diejenige des hinteren Gebietes hingegen 4,50 Sek., so daß die Zeitdauer der Zusammenziehung und Erschlaffung bei der ersten Kontraktion des oberen Sackes im vorderen Gebiet insgesamt 8,10 Sek. anhielt, im hinteren dagegen 10,80 Sek.

Bei der zweiten Kontraktion erfolgt sowohl der Anfang als auch das Ende der Verkürzung und Erschlaffung in den beiden Gebieten meistens gleichzeitig.

Obwohl bei der Arbeit mit der Ballonmethode sogar dann, wenn die Größe und Elastizität der Ballons, der Füllung usw. die gleichen sind, sich nicht immer von der Hubhöhe auf die Stärke der Zusammenziehungen schließen läßt (SCHMIDT-KESSEN), so berechtigen uns doch die vielfachen identischen Resultate und gegenseitigen Vertauschungen der Ballons zu der Annahme, daß *bei der zweiten Kontraktion des dorsalen Sackes dessen hinterer Teil sich stärker zusammenzieht als der vordere.* Das ist auch aus den Abb. 3, 4 und 5 ersichtlich.

Im allgemeinen jedoch ist die zweite Zusammenziehung des dorsalen Sackes stets schwächer als die erste und kann oft sogar überhaupt nicht in Erscheinung treten (Abb. 1).

Der Ructus, wie wir später sehen werden, fällt mit der zweiten Verkürzung des dorsalen Pansensackes zusammen. Wir sind geneigt, der stärkeren Zusammenziehung der hinteren Teile des oberen Sackes während der zweiten Verkürzung gewisse *Erleichterungen des Ructus* selbst zuzuschreiben; die stärkere Zusammenziehung der hinteren Teile ruft eine Verlagerung des Inhalts nach unten und nach vorn hervor und erleichtert den Austritt der Gase aus dem Pansen.

Der *ventrale Pansensack* führt ebenso zwei Kontraktionen aus (Abb. 6) mit fast gleicher Zeitdauer. Die erste Kontraktion z. B. vollzieht sich innerhalb von 7,62 Sek. (im Durchschnitt von 89 Messungen) und die zweite innerhalb von 6,48 Sek. (im Durchschnitt von 64 Messungen). Im Vergleich zu den Zu-

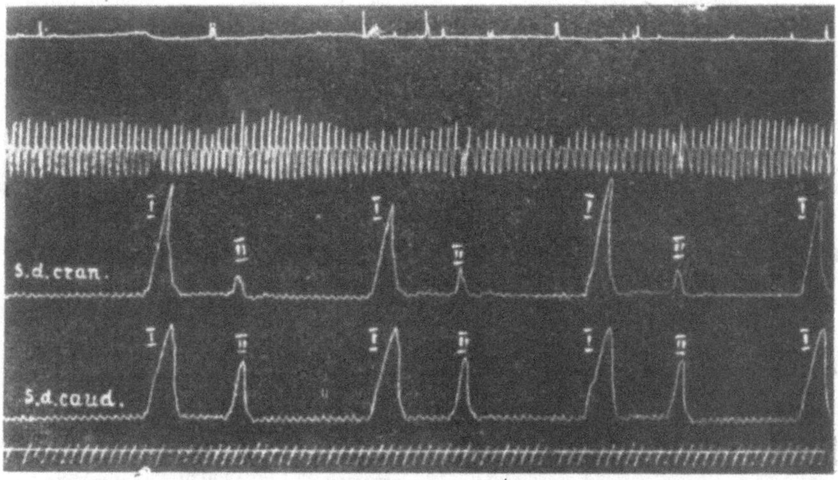

Abb. 5. Von oben nach unten: Schlucken des Speichels; Atmung; Bewegungen des vorderen Gebietes des dorsalen Pansensackes; Bewegungen des hinteren Gebietes des dorsalen Pansensackes; Zeit (3 Sek.)

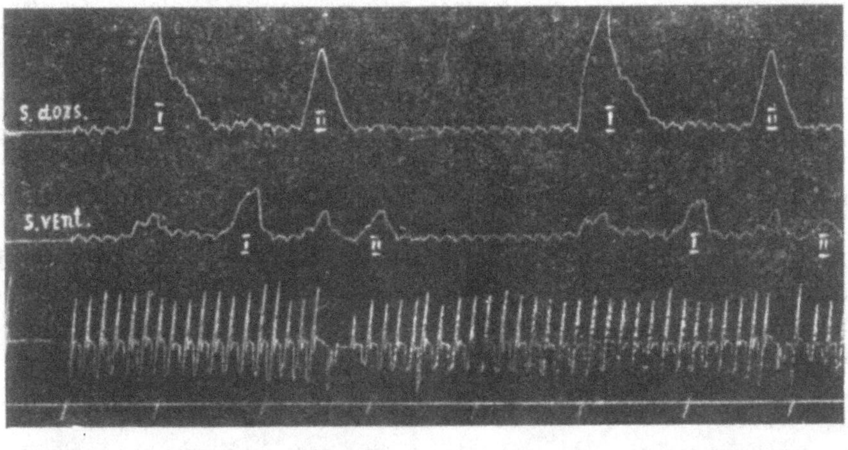

Abb. 6. Von oben nach unten: Bewegungen des dorsalen Pansensackes (S. dors.) I. und II. Kontraktion; Bewegungen des ventralen Pansensackes (S. ventr.) I. und II. Kontraktion; Atmung; Zeit (5 Sek.)

sammenziehungen des dorsalen Sackes ist hier die erste Zusammenziehung von kürzerer Dauer. Das ist aus der Tabelle 1 ersichtlich, in welcher wir die Resultate der durchschnittlichen *Zeitdauer der Zusammenziehungen* geben.

Tabelle 1. *Zeitdauer der einzelnen Kontraktionen des dorsalen und ventralen Sackes*

Pausen	I. Kontraktion		II. Kontraktion	
	Sekunden	Anzahl der Messungen	Sekunden	Anzahl der Messungen
dorsaler Sack	9,73	100	7,05	72
ventraler Sack	7,62	89	6,48	64

Nach der ersten Verkürzung tritt eine Pause ein, die ungefähr 12 Sek. anhält. Nach der zweiten Zusammenziehung ist die Pause viel länger; sie dauert hier ca. 32 Sekunden.

Zum Vergleich geben wir in der Tabelle 2 die *Zeitdauer der Pausen beim oberen und unteren Sack.*

Tabelle 2. *Zeitdauer der Pausen*

Pausen	Pause zwischen I. und II. Kontraktion		Pause zwischen der II. und der folgenden I. Kontraktion	
	Sekunden	Anzahl der Messungen	Sekunden	Anzahl der Messungen
dorsaler Sack	13,71	84	27,99	88
ventraler Sack	12,03	79	31,66	79

Wir betrachten diese zwei nach kurzer Pause aufeinanderfolgenden Kontraktionen als zwei Phasen der Pansenbewegung, so daß also auch der Pansen gewöhnlich eine zweiphasige Bewegung ausführt. Wenn wir uns der in der Herzphysiologie angewandten Bezeichnung bedienen, können wir die Bewegungen des Pansen vom Moment der ersten Kontraktion bis zur folgenden ersten Kontraktion des dorsalen Sackes als *Pansenrevolution* betrachten und die Revolution des dorsalen Sackes und diejenige des ventralen Sackes unterscheiden. Die Zeitdauer dieser Revolutionen ist die gleiche (Abb. 6), nur fällt die Revolution des ventralen Sackes nicht mit derjenigen des dorsalen zusammen, sondern ist verspätet und beginnt nach seiner ersten Kontraktion. Für gewöhnlich besteht *jede Pansenrevolution aus zwei Kontraktionen* — der ersten und der zweiten. Häufig kann die zweite Kontraktion sowohl beim dorsalen als auch beim ventralen Sack fehlen (Abb. 7); dann hält die Pause länger an, die Dauer der Pansenrevolution ist jedoch alsdann immerhin ein wenig verkürzt.

Die erste Kontraktion des ventralen Sackes tritt in Erscheinung, wenn der dorsale Sack gerade seine erste Zusammenziehung vollzogen hat und bereits erschlafft ist. Sie ist kürzer als die Pause zwischen der ersten und der zweiten Zusammenziehung des dorsalen Sackes, so daß ein Moment eintritt, während dessen beide Säcke erschlafft sind. Die zweite Zusammenziehung des ventralen Sackes setzt ebenfalls zu dem Zeitpunkt ein, wenn der dorsale Sack gerade erschlafft ist, nach Vollendung seiner zweiten Verkürzung. Hier tritt sodann die Phase der *gleichzeitigen Erschlaffung beider Säcke* ein. Diese Phase ist viel anhaltender. Eine Vorstellung über die Zeitdauer (in Sek.) der Pansenrevolution (Tab. 3 Spalte 1), der Kontraktionen (Spalte 2 und 5), der darauffolgenden Pausen (Spalte 3 und 6) als auch über die Zeitdauer der Phase der gleich-

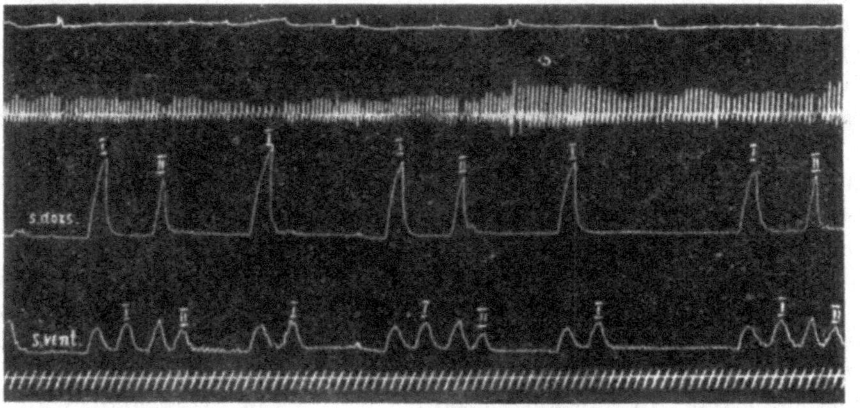

Abb. 7. Von oben nach unten: Schlucken des Speichels; Atmung; Bewegungen des dorsalen Pansensackes — I. und II. Kontraktion; Bewegungen des ventralen Pansensackes — I. und II. Kontraktion; Zeit (3 Sek.)

zeitigen Erschlaffung beider Säcke (Spalte 4 und 7) läßt sich aus der Tabelle 3 gewinnen, welche die Durchschnittsziffern enthält, die aus sowohl an ein und demselben Tier als auch an verschiedenen Tieren vorgenommenen Messungen herrühren.

Tabelle 3. *Zeitdauer (in Sek.) der Zusammenziehungen des Pansen usw.*

<table>
<tr><th>Sack</th><th>Revolution</th><th>I. Kontr.</th><th>Pause nach 2</th><th colspan="2">II. Kontr.</th><th colspan="2">Pause nach 5</th></tr>
<tr><td></td><td>1</td><td>2</td><td>3</td><td>4</td><td>5</td><td>6</td><td>7</td></tr>
<tr><td>dorsaler</td><td>56,19</td><td>11,8</td><td>10,55</td><td rowspan="2">2,4</td><td>7,56</td><td>26,28</td><td rowspan="2">17,2</td></tr>
<tr><td>ventraler</td><td>56,19</td><td>8,15</td><td>9,96</td><td>9,08</td><td>29,00</td></tr>
</table>

Um die beiden Kontraktionen des dorsalen Sackes resp. des ventralen Sackes als eine Pansenrevolution anzusehen, dazu veranlaßt uns nicht nur die länger anhaltende nach der zweiten Kontraktion eintretende Pause, sondern auch die Abhängigkeit zwischen der Netzmagenbewegung und der Pansenbewegung.

Bekanntlich vollzieht der *Netzmagen* (MANGOLD, WESTER, CZEPA, STIGLER u. a.) eine ebensolche komplizierte, zweizeitige Bewegung (Revolution), bestehend aus zwei aufeinanderfolgenden allgemeinen Kontraktionen. Der Unterschied besteht aber darin, daß beim Netzmagen nach der ersten Kontraktion keine vollständige Erschlaffung des Organs eintritt, wie dies bei den

Pansensäcken der Fall ist, sondern nur eine teilweise, die sogar überhaupt fehlen kann. Diese beiden Kontraktionen des Netzmagens sind nur von kurzer Dauer. Daraufhin tritt eine Pause ein, während der Netzmagen erschlafft ist.

Die Pansensäcke wiederholen sozusagen diese komplizierte Bewegung mit dem Unterschied, daß zwischen der ersten und der zweiten Kontraktion eine etwas längere Pause besteht, während welcher sie völlig erschlaffen.

Die eigentliche *Bewegung des Netzmagens* beginnt (nach BRUNAUD endet sie auch) kurz vor Einsetzen der ersten Kontraktion des dorsalen Sackes. Sie ist sozusagen die Einführung zur Pansenrevolution. Wieweit die Reihenfolge der beobachteten Bewegungsvorgänge bedingt ist durch die entsprechende Entstehung und Aufeinanderfolge der Nervenimpulse und von welchen Faktoren diese Aufeinanderfolge abhängig ist, ferner ob und inwieweit eine Störung dieses Zusammenspieles eintreten kann, ist eine Frage, die künftighin experimentell und klinisch zu erforschen ist. Für uns ist augenblicklich wichtig, daß eben die *Bewegungen des Netzmagens und die darauffolgenden zweifachen Kontraktionen des dorsalen und des ventralen Sackes einen ganzen Komplex bilden.*

Die aufeinanderfolgenden Kontraktionen der Pansensäcke müssen als einzelne Momente einer *Gesamtbewegung (Pansenrevolution)* betrachtet werden. Daher bezeichnen wir die Zusammenziehung als *erste Kontraktion* des dorsalen bzw. des ventralen Sackes und die andere als *zweite Kontraktion.*

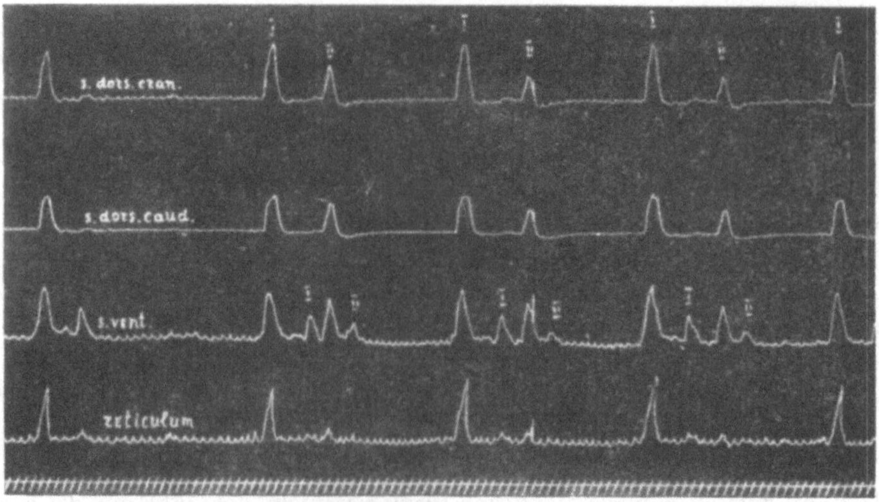

Abb. 8. Von oben nach unten: Bewegungen des vorderen Gebietes des dorsalen Sackes — I. und II. Kontraktion; Bewegungen des hinteren Gebietes des dorsalen Sackes; Bewegungen des ventralen Pansensackes; Bewegungen des Netzmagens (reticulum); Zeit 3 Sek.)

Das vorher Gesagte geht sehr klar aus Abb. 8 hervor, in welcher die Aufzeichnungen der vier Ballons gegeben sind, wovon sich der erste im vorderen Gebiet des dorsalen Sackes befindet (die oberste Kurve), der zweite im hinteren Gebiet ebenfalls des dorsalen Sackes (zweite Kurve von oben), der dritte im hinteren Teil des ventralen Sackes (dritte Kurve) und der vierte im Netzmagen (vierte, unterste Linie). Der dritte Ballon ist derart angebracht, daß er nicht nur die Bewegungen des eigentlichen ventralen Sackes, sondern auch diejenigen des dorsalen anzeigt infolge des Hinausstoßens des Inhalts bei dessen Kontraktion, ein Umstand, auf den wir später näher eingehen werden. Aus dieser Abbildung geht klar hervor, daß auf jede Kontraktion des Netzmagens zwei Kontraktionen des dorsalen Sackes folgen und zwei Kontraktionen des ventralen. Der *Rhythmus ist also folgender:* Kontraktion des Netzmagens, erste Kontraktion des dorsalen Sackes, es folgt die erste Kontraktion des ventralen Sackes, kurze Pause, während welcher sich beide Säcke in schlaffem Zustande befinden, alsdann zweite Kontraktion des dorsalen Sackes, auf die die zweite Kontraktion des ventralen Sackes folgt, wonach eine anhaltende Pause eintritt, während deren sowohl der Netzmagen als auch die beiden Pansenabteilungen erschlafft sind. Die Zeitdauer der Revolution des Netzmagens wie auch diejenige des dorsalen und des ventralen Sackes ist gleich lang, wobei die Revolution des Netzmagens zu allererst beginnt, gefolgt von derjenigen des dorsalen und danach von der Revolution des ventralen Sackes *).

Auch nach BRUNAUD und anderen Autoren werden die Pansenbewegungen von der zweiphasigen Kontraktion des Netzmagens eingeleitet. Unserer Ansicht nach liest jedoch BRUNAUD die Pansenbewegungen nicht richtig ab. Er hat die doppelten Kontraktionen des dorsalen Sackes beobachtet, hält aber die zweite Kontraktion des dorsalen Sackes für die Kontraktion des ventralen. Wenn diese zweite Kontraktion nicht auftritt, spricht er von „Trägheit“ des ventralen Sackes. Seiner Auffassung nach entspricht für gewöhnlich eine Netzmagenzusammenziehung zwei Pansenkontraktionen — einer des dorsalen und einer des ventralen Sackes. Das bezeichnet er als Rhythmus 1/2. Tritt hingegen die zweite Kontraktion des dorsalen Sackes nicht auf — was, wie erwähnt, BRUNAUD als Kontraktion des ventralen Sackes deutet —, so spricht er von einem Rhythmus 1/1.

Der gleiche Autor beobachtet auch einen Rhythmus 1/4, welcher seiner Ansicht nach auf die zweifache Revolution des Pansens, die nach der Netzmagenkontraktion einsetzt, zurückzuführen sei. Wir sind der Meinung, daß BRUNAUD in diesem Falle, obwohl er nur mit 1 Ballon arbeitet, auch die Bewegungen des ventralen Sackes aufgefangen hat.

Bei der Kontraktion des dorsalen Sackes wird dessen Inhalt zum ventralen Sack hinausgedrängt und das wirkt sich fast immer auch auf den Ballon in diesem Sack aus (Abb. 6), welcher infolgedessen außer den entsprechenden Zusammenziehungen des ventralen Sackes — mitunter auch stärker — die Bewegungen auch des dorsalen Sackes notiert (Abb. 8). Die dann eingetragenen

*) Ein ähnliches Bild ist auch im Lehrbuch von ASIMOFF, KRINIZIN und POPOFF [1] auf Seite 61 gegeben, welches Lehrbuch im Druck erschien, als wir unsere vorliegende Untersuchung bereits abgeschlossen hatten, jedoch ohne Erklärung und Mitteilung darüber, ob es sich um ein Originalbild handelt oder ob es von irgend woher entnommen und wo die Originalarbeit veröffentlicht worden ist.

Kurven fallen zeitmäßig mit den vom Ballon im dorsalen Sack eingezeichneten zusammen. Dies ist aus Abb. 9 ersichtlich. Bei Zusammenziehung des ventralen Sackes wird dessen Inhalt gleichfalls zum dorsalen Sack hinausge-

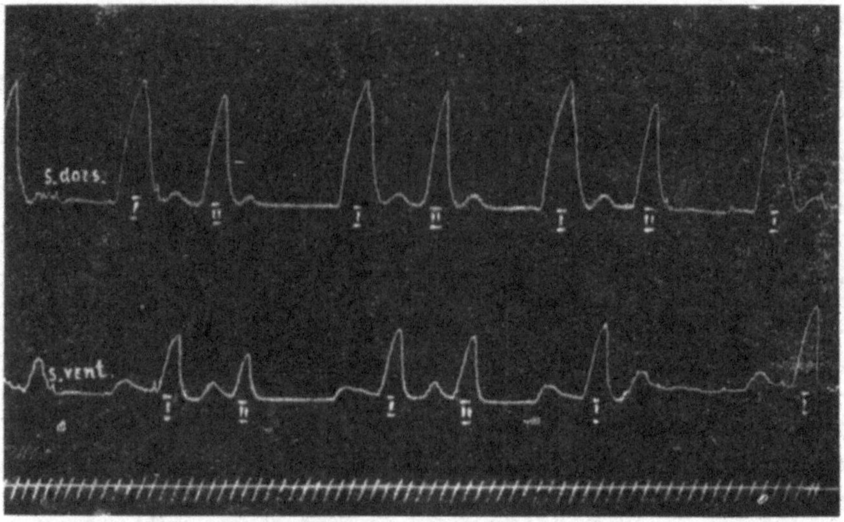

Abb. 9. Von oben nach unten: Bewegungen des dorsalen Pansensackes; Bewegungen des ventralen Pansensackes; Zeit (3 Sek.)

drängt. Je nach Lage des Ballons im dorsalen Sack, ferner je nach Füllung des Pansens und der Stärke der Kontraktionen kann sich das auch auf den Ballon in diesem Sack auswirken. Der Ballon wird dann außer den für den dorsalen Sack typischen Kontraktionen auch diejenigen des ventralen Sackes aufzeichnen. Das geht auch aus Abb. 9 deutlich hervor.

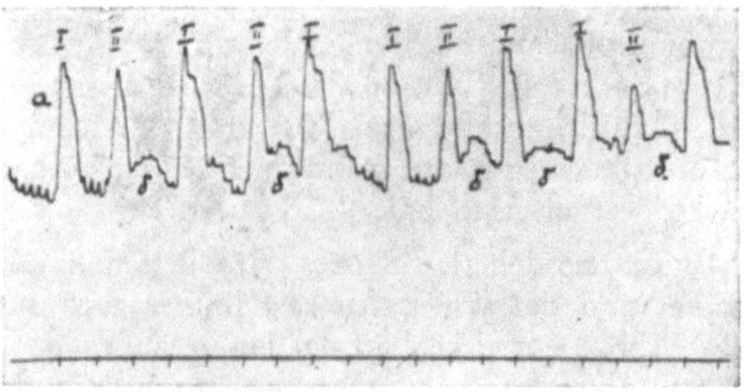

Abb. 10. Ruminogramm, aufgezeichnet mittels Ruminograph auf nicht operierter Kuh. Bewegungen des Pansens: a) dorsaler Sack, b) ventraler Sack; Zeit (15 Sek.)

Mitunter können die Bewegungen des ventralen Sackes spürbar sein und aufgezeichnet werden bei Auflegung eines *Ruminographs* (Abb. 10).

Es ist bekannt, daß von Zeit zu Zeit ein Teil der sich bei den Fermentationsprozessen im Pansen entwickelnden Gase durch *Rülpsen (Ructus)* nach außen abgestoßen wird, wobei deutlich vernehmbare Geräusche entstehen.

Während WILD die Ansicht vertritt, daß der Akt des Rülpsens keine Rhytmik zeigt, behauptet WESTER, daß eine solche vorhanden ist. Seiner Auffassung nach steht das Rülpsen im Zusammenhang mit den Pansenbewegungen — jeder Zusammenziehungsperiode des Pansens entspricht ein Rülpsen. Mittels Fistel beobachtet WESTER, daß während der „antiperistaltischen" Welle, wofür er die zweite Kontraktion des Pansensackes hält, sich die Cardia öffnet, ein Teil der Gase in die Speiseröhre eindringt und durch Rülpsen ausgestoßen wird. Bei Vorhandensein von wenig Futter und viel Gas im Pansen könne die Öffnung der Cardia und das Rülpsen auch bei der ersten Kontraktion auftreten (welche WESTER als peristaltische Welle ansieht). Für gewöhnlich öffnet sich die Cardia mit jeder antiperistaltischen Welle (zweite Kontraktion) unabhängig davon, ob sie von einem Rülpsen gefolgt wird oder nicht. Dabei nimmt WESTER an, daß Gase besonders während des Kauens, Wiederkauens oder der Futteraufnahme, und ohne Geräusch zu verursachen, ausgestoßen werden können. In neuerer Zeit stellt EVSEEFF, indem er gleichzeitig die Atmung und die Pansenbewegungen beim Rind registriert, einen engen Zusammenhang zwischen dem Rülpsen und den Pansenbewegungen fest. Nach seiner Auffassung tritt 6—7 Sek. nach Beginn der „antiperistaltischen Welle" (zweite Kontraktion des dorsalen Sackes — unserer Ansicht nach) eine kurze vom Rülpsen begleitete Atempause ein. DOWNIE und Mitarbeiter stellen ebenfalls fest, daß während der „zweiten Pansenkontraktion" die Atmung mit großer Gesetzmäßigkeit aussetzt. Dies führen sie darauf zurück, daß während der Pansenkontraktion ein Druck auf das Zwerchfell ausgeübt und dadurch eine reflektorische Schließung des Glottis bewirkt wird.

Indem wir die erwähnten literarischen Angaben in Betracht zogen, bemühten wir uns, die *zwischen den Pansenbewegungen und dem Rülpsen bestehende Beziehung* zu ermitteln. Zu diesem Zwecke haben wir außer den Kontraktionen des dorsalen und des ventralen Sackes auch die Atmung selbst durch Anbringung einer Atmungsmarke aufgeschrieben. Gleichzeitig verzeichneten wir auch das Rülpsen mittels der im Gebiete des Rachens angebrachten Manschette oder durch Abhören mit Phonendoskop und Inbetriebsetzung des Déprez'schen Signals mit der Hand.

Unsere Untersuchungen haben ergeben, daß das *Rülpsen* und das dadurch hervorgerufene Geräusch *lediglich bei der zweiten Kontraktion des dorsalen Sackes* auftritt (Abb. 4). Gleichzeitig entsteht auch eine Atempause. Zum Unterschied von WESTER konnten wir weder während der ersten Kontraktion des dorsalen Sackes noch während der ersten oder zweiten Kontraktion des ventralen Sackes (Abb. 2, 11 und 12) ein Rülpsen beobachten. Fehlt die zweite Kontraktion des dorsalen Sackes, so fehlt auch das Rülpsen, und wenn ein Rülpsen erfolgt, so geschieht dies während der zweiten Kontraktion des dorsalen Sackes, indem auch eine Atempause eintritt. Genauer beschrieben haben wir Folgendes: 1—2 Sek. nach Beginn der zweiten Kontraktion des dorsalen

Sackes beim Schaf stockt die Atmung (Abb. 2, 11 und 12). Der Rülpslaut ist hörbar im Gebiet des Rachens nach ungefähr 5 Sek., wenn für gewöhnlich die Erschlaffung des Pansens einsetzt. Die Atempause selbst hält 7—8 Sek. an. Die

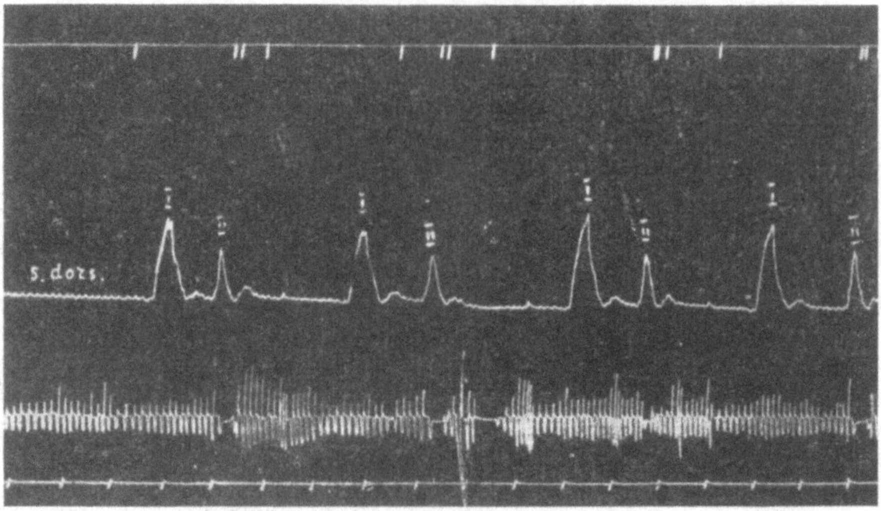

Abb. 11. Von oben nach unten: Linie des Signals von Déprez; Doppelstrich = Rülpsen (ructus); einfacher Strich = Schlucken des Speichels; Bewegungen des dorsalen Pansensackes; Atmung; Zeit 15 Sek.)

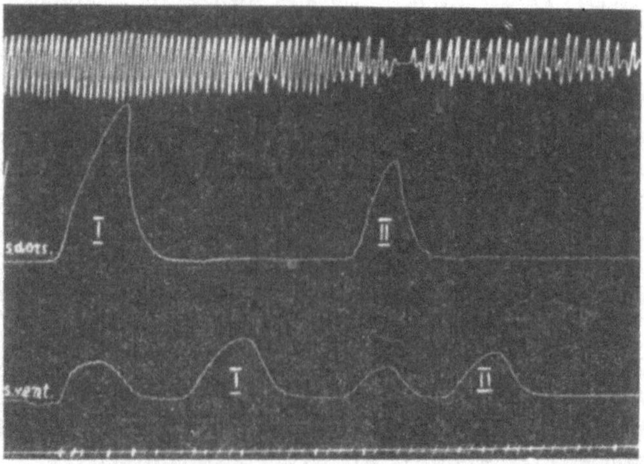

Abb. 12. Von oben nach unten: Atmung; Bewegungen des dorsalen Pansensackes; Bewegungen des ventralen Pansensackes; Zeit (1 Sek.)

Atmung setzt wieder ein am Ende oder noch vor endgültiger Beendigung der zweiten Zusammenziehung des dorsalen Sackes (Abb. 12).

Damit verwerfen wir die DOWNIE'sche Behauptung, daß der auf das Zwerchfell ausgeübte Druck die Atempause verursacht, da ein Druck auf das Zwerchfell nicht nur bei der zweiten Kontraktion des dorsalen Sackes zu erwarten ist, sondern auch bei der ersten wie auch bei den Kontraktionen des ventralen Sackes.

Die Einrichtung unserer Versuche gestattete uns, auch die Frage der *Zusammenhänge zwischen Wiederkauen und Pansenbewegung* näher zu betrachten. Von den Bewegungen des Unterkiefers schlossen wir auf das Wiederkauen, wobei wir auf den Unterkiefer eine besondere als Abdichtung der Atmungsmaske dienende, mit Luft gefüllte Manschette setzten und ihre Bewegungen mittels der Marey'schen Kapsel aufschrieben. Gleichzeitig wurde außer den Bewegungen der einzelnen Pansenabteilungen auch die Atmung selbst notiert.

Diese unsere Untersuchungen an Schafen mittels Fisteln am Pansen wie auch unsere Versuche an nicht operiertem Rindvieh zeigen, daß *zwischen dem Wiederkauen und den Pansenbewegungen eine strenge Gesetzmäßigkeit* besteht. Sofern ein Wiederkauen vorhanden ist, tritt der Rückfluß der Nahrung vom Vormagen zum Maul stets kurz vor Zusammenziehung des Netzmagens und der ersten Kontraktion des dorsalen Sackes ein, beim Schaf (Abb. 13) 2—3 Sek. vor Beginn der Letzteren, beim Rinde ca. 7 Sek. (Abb. 14). Das *Kauen des zurückgegebenen Futters erfolgt während der ganzen Pansenrevolution* und endet am Schluß derselben oder kurz nach der zweiten Kontraktion des ventralen Sackes, dann, wenn auch das Schlucken vor sich geht (Abb. 13). Danach tritt eine kurze Pause ein, die sich zum Teil mit der Zeit der Erschlaffung des dorsalen und des ventralen Sackes nach vollzogener zweiter Kontraktion deckt.

Die Rejektion des Futters beim Wiederkauen erfolgt nicht während der Kontraktionen des dorsalen oder ventralen Sackes, auch niemals kurz vor oder in der Zeit der zweiten Kontraktion des dorsalen Sackes, was gleichfalls von EVSEEFF beobachtet worden ist. Hieraus können wir auf die Nichtigkeit aller der Theorien über den Mechanismus des Wiederkauens schließen, welche die Rejektion des Futters als Resultat der Pansenbewegungen ansehen.

Bei Rejektion der Nahrung stockt die Atmung, wie aus Abb. 15 zu ersehen ist. Aus dieser Abbildung geht die starke Abhängigkeit zwischen der Zeit des Vollzuges der Pansenbewegungen, Rejektion der Futtermasse und der Atmung deutlich hervor. Ebenso ist daraus ersichtlich, daß der Nahrungsrückfluß 2 bis 3 Sek. vor der ersten Zusammenziehung des dorsalen Sackes erfolgt. Sie wird von einer Atempause begleitet — sehr ähnlich der beim Rülpsen, nur von kürzerer Dauer als diese. Das Schlucken des Bissens wirkt sich fast nicht auf die Atmung aus und verändert nicht die Atmungskurve.

Bekanntlich liegt bei den Wiederkäuern eine unaufhörliche Sekretion der Speicheldrüsen vor, wobei der Speichel geschluckt wird. Das *Speichelschlucken* führt ebenfalls keine Veränderungen der Atmung herbei und die Atmungskurve verändert sich demzufolge nicht (Abb. 5, 7, 11). Das zeigt, daß sowohl das Schlucken des Bissens nach dem wiederholten Kauen beim Wiederkauen als auch das Schlucken des Speichels rasch vor sich geht, und zwar während der normalen Atempausen, die sich mitunter um ganz kurze Zeit verlängern.

Um die zeitmäßige Verbindung der einzelnen Prozesse zu erläutern, zeigen wir in Abb. 16 schematisch die Momente und Zeitdauer des Rülpsens („Ructus“), der Atmung („Respiratio“) und ihrer Stockung, der Kontraktionen des Netzmagens („Reticulum“), des dorsalen Pansensackes („Rumen, dors.“) und des ventralen Pansensackes („Rumen, ventr.“) wie auch des Kauens der rejezierten wiedergekauten Massen („Ruminatio“).

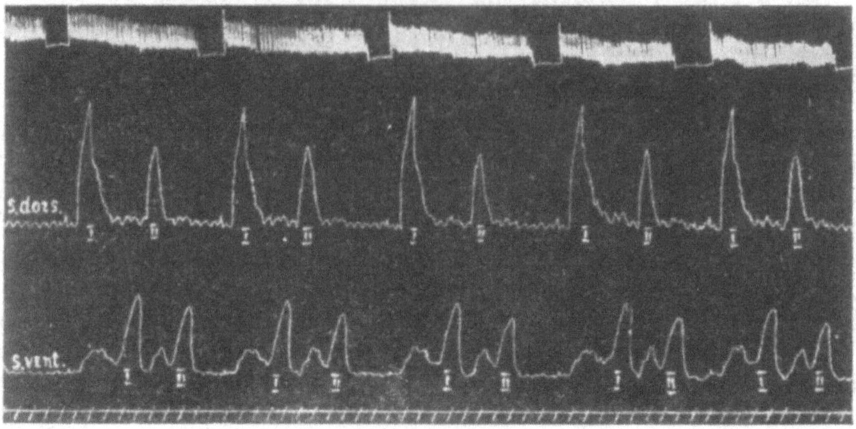

Abb. 13. Von oben nach unten: Wiederkauen; Bewegungen des dorsalen Pansensackes; Bewegungen des ventralen Pansensackes; Zeit (5 Sek.)

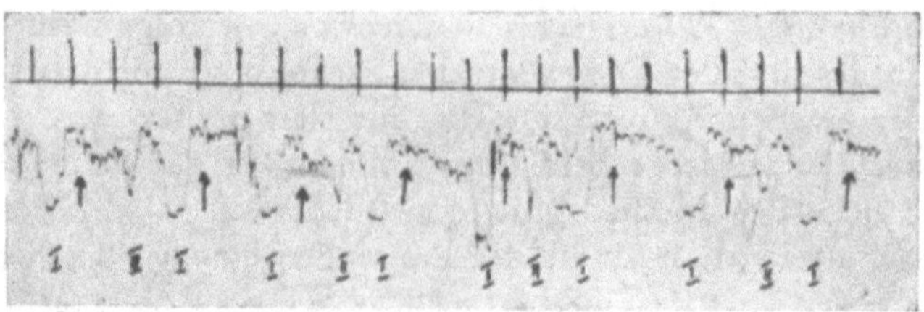

Abb. 14. Ruminogramm, aufgezeichnet mittels Ruminograph auf nicht operierter Kuh. Bedeutung: Bewegungen des Pansens (die Pfeile zeigen die Rejektion beim Wiederkauen an, die auch der Ruminograph notiert hat)

Aus diesem Schema ist zu ersehen, daß das Rülpsen lediglich während der zweiten Kontraktion des dorsalen Sackes stattfindet, wobei es von einer Atempause begleitet wird. Der Netzmagen zieht sich ein wenig vor und bei Beginn der ersten Kontraktion des dorsalen Sackes zusammen. Die Zeitdauer seiner Kontraktion — obwohl diese eine doppelte ist — ist viel kürzer als die Zeitdauer der einzelnen Kontraktionen des dorsalen oder des ventralen Sackes. Die Zeitspanne der Netzmagenrevolution aber ist gleich der Zeitdauer der Revolution des dorsalen oder des ventralen Sackes.

Die *Kontraktionen dieser Vormagenabteilungen* weisen folgende *Reihenfolge* auf: Bei der Kontraktion des Netzmagens beginnt die erste Kontraktion des dorsalen Sackes, auf welche die erste Kontraktion des ventralen Sackes

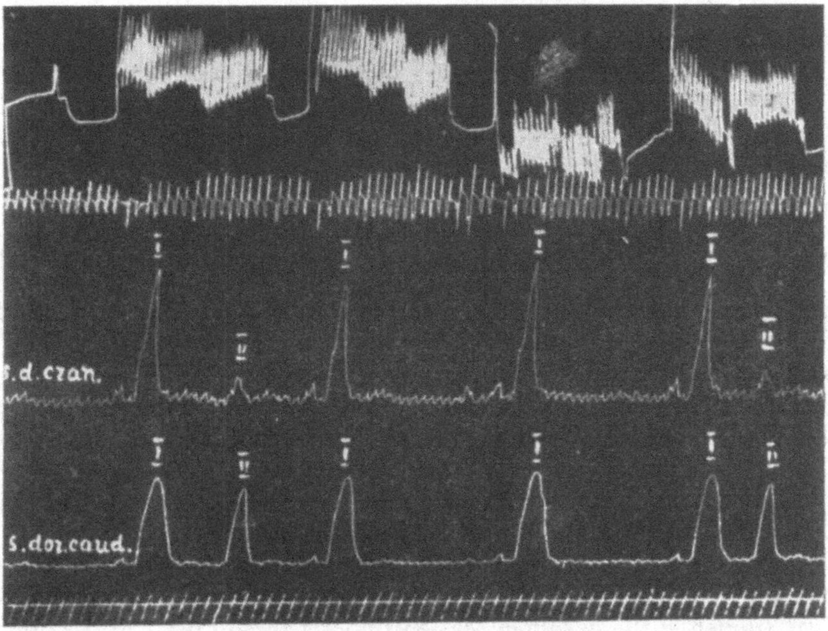

Abb. 15. Von oben nach unten: Wiederkauen; Atmung; Bewegungen des vorderen Gebietes des dorsalen Pansensackes; Bewegungen des hinteren Gebietes des dorsalen Pansensackes; Zeit (3 Sek.)

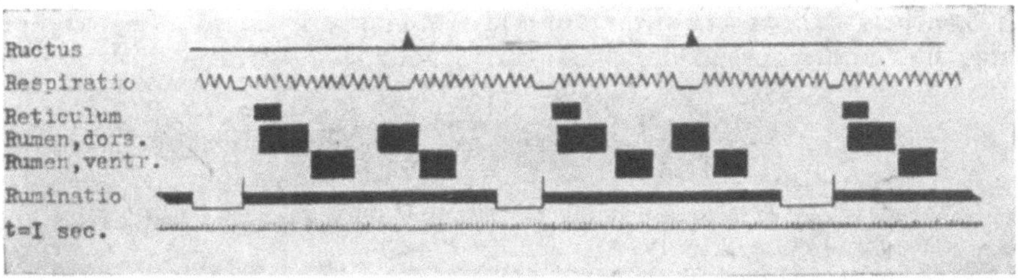

Abb. 16. Schema der zeitlichen Folge der Magen- und Wiederkaubewegungen

folgt; nach kurzer Pause tritt die zweite Kontraktion des dorsalen Sackes ein, gefolgt von der zweiten Kontraktion des ventralen Sackes, dann folgt eine Pause, während welcher der Netzmagen, der dorsale und der ventrale Pansensack erschlaffen. Nach der Pause beginnt von neuem die Zusammenziehung des Netzmagens, gefolgt von der ersten Kontraktion des dorsalen Sackes usw. Gegen Ende eben dieser Pause — falls das Tier mit dem Wiederkauen begonnen hat — erfolgt die Rejektion, wobei der Atem für einen Augenblick angehalten wird. Der ins Maul zurückbeförderte Bissen wird solange gekaut, wie die Kontraktionen des Netzmagens und des dorsalen und ventralen Pansensackes anhalten, und noch darüber hinaus während eines Teils der auf die Kontraktionen folgenden Pause. Infolgedessen ist die Zeitdauer des Kauens beim Wiederkauen gleich derjenigen der Netzmagenrevolution bzw. der Revolution der Pansensäcke.

Diese Koordination zwischen den komplizierten physiologischen Erscheinungen wie Rülpsen, Bewegungen des Netzmagens und Pansens, Wiederkauen und Atmung spricht deutlich für die wichtige Rolle, die dem zentralen Nervensystem zufällt.

Zusammenfassung

Der dorsale und der ventrale Pansensack führen unmittelbar nach der Netzmagenkontraktion getrennte zweifache Kontraktionen aus, wobei die Kontraktionen des ventralen Sackes unmittelbar nach denjenigen des dorsalen Sackes einsetzen. Mitunter kann die zweite Kontraktion auch bei beiden Säcken fehlen. Dann kann die Gesamtzeitdauer der Kontraktion mit der Pause sich ein wenig verkürzen.

Das Rülpsen findet immer im Laufe der zweiten Kontraktion des dorsalen Sackes statt. Während des Rülpsens stockt die Atmung.

Die Rejektion der Nahrung aus dem Vormagen ins Maul beim Wiederkauen erfolgt kurz vor der Kontraktion des Netzmagens und Pansens. Das Kauen der rejektierten wiedergekauten Massen findet während der Zeit der doppelten Pansenbewegungen statt, und die wiedergekaute Nahrung wird nach der zweiten Kontraktion des ventralen Sackes geschluckt.

Bei Rejektion des Futters vom Vormagen ins Maul setzt die Atmung aus. Das Schlucken der wiedergekauten Bissen wie auch das gewöhnliche Schlucken des Speichels wirken sich nicht auf die Atmung aus, da sie nur von kurzer Dauer sind und während der Atempausen vollzogen werden.

Literaturverzeichnis

[1] ASIMOFF, G. I., D. J. KRANIZIN und N. F. POPOFF, Physiologie der landwirtschaftlichen Tiere, „Sov. Nauka", Moskau 1954.

[2] BRUNAUD, M., Revue de méd. vétér. *55*, 535 (1954).

[3] CLARK, H. C., Amer. J. veterin. Research. *14*, 376 (1953).

[4] COLIN, G., Traite de physiol. comp. des animaux 2, Paris, 1871.

[5] CZEPA, A. und R. STIGLER, Pflügers Arch. ges. Physiol. *212*, 300 (1926).

[6] DOWNIE, H. G. und D. V. M., M. S., Amer. J. veterin. Research, *55*, 217 (1954).

[7] DUNCAN, D., J. of Physiol. *119*, 157 (1953).

[8] EVSEEFF, L. E., Arbeiten des staatl. Forschungsinstituts für Ernährung der landwirtschaftl. Nutztiere *1* (1950); *2* (1954), Sovjetische Zootechnik.

[9] FLOURENS, P., Mém. l'Acad. roy. Sci. de l'inst. de France 1833.

[10] GORJANOWA, S., Sovjetische Zootechnik *2*, 1952.

[11] GORJANOWA, S. und A. F. WOROBIOWA, Organische Krankheiten landw. Nutztiere, „Sov. Nauka", Moskau 1953.

[12] HARMS, C., Dtsch. Z. Tiermed. u. vergl. Pathol. *3*, 28 (1877).
[13] LE BARS, H., R. NITESCU et H. SIMMONET, Bull. de l'Acad. vétér. de France *36*, 351 (1953).
[14] MANGOLD, E., Methoden der Unters. des Wiederkäuermagens. Hdb. d. biol. Arbeitsmethoden, Abt. IV, *6*, II, 1775 (1928); Hdb. d. Ernährung u. d. Stoffwechsels d. landwirtschaftl. Nutztiere, J. Springer, Berlin 1929, Bd. 2. 107.
[15] MANGOLD, E. und W. KLEIN, Bewegungen u. Innervation des Wiederkäuermagens, Thieme, Leipzig, 1927.
[16] PHILLIPSON, A. T., Quart. J. exp. Physiol. 29, 333, 395 (1939).
[17] RADEFF, T. und IV. STOJANOFF, Mitteil. d. Inst. f. experim. Veterinärmed. der Bulg. Akademie d Wissensch. Sofia *3*, 224 (1954).
[18] RAUCH, Klein. Studien üb. d. Einfluß d. Massage auf d. Ruminatio. Diss. Gießen, 1912.
[19] SCHALK, A. F. a. R. S. AMADON, Bull. N. Dak. agric. Exp. Sta. N 216 (1928).
[20] SCHMIDT-KESSEN, W., Z. exper. Med. *120*, 113 (1953).
[21] STIGLER, R., Arch. Landw. B. *4*, 613 (1931). Die Bildung, Wien *25*, I (1933). Dtsch. tierärztl. Ws. *56*, 170 (1949).
[22] TOUSSAINT, H., Arch. de physiol. norm. et pathol. 7, 141 (1875).
[23] WERNER, H., Klin. Studien üb. d. Einfluß d. Hungers auf die Rumination, Diss. Gießen 1911.
[24] WESTER, J., Die Physiologie u. Pathologie der Vormägen beim Rinde, R. Schoetz, Berlin, 1926.
[25] WILD, H., Über d. Vorgang d. Rülpsens bei Wiederkäuern, Diss. Gießen, 1913.

Eingegangen am 27. 9. 55

Aus dem Institut für Tierernährungslehre der Humboldt-Universität Berlin
(em. Direktor Prof. Dr. E. MANGOLD)

L. LENNERTS

Steigende Gaben von Stroh als Ersatz für Heu in ihrem Einfluß auf die Verdaulichkeit des Gesamtfutters nach Versuchen an Schafen.

Die Tatsache, daß der Wiederkäuer für eine maximale Verdaulichkeit des Gesamtfutters (LENNERTS [7]) sowie zur Erreichung der notwendigen Sättigung, als auch für die Anregung des Wiederkauaktes (BELZ [3], HONCAMP [5]) und den maximalen Ablauf der gesamten Magen- und Darmfunktion (HANSEN [4]) einer bestimmten Rauhfuttermenge bedarf, erfordert bei der Aufstellung von Futterrationen stets eine entsprechende Berücksichtigung. Zweifellos können alle Fälle, wo dieser Rauhfutterbedarf ganz durch ein gutes oder auch mittleres Heufutter — das gleichzeitig den Vitamin- und Mineralstoffbedarf mehr oder weniger befriedigt — gedeckt werden kann, was meist nur in Berggegenden und Niederungen (SCHMIDT [10] S. 126) zutreffen wird, als ideal angesehen werden. Ist jedoch das Heufutter in nicht ausreichendem Maße vorhanden, was entweder bei einer schlechten Ernte oder auch in Betrieben mit einem ungünstigen Grünlandverhältnis — wie beispielsweise in Bördegebieten — zutreffen wird, so sind als Ersatz für Heu entsprechende Gaben von Stroh oder Spreu zu verfüttern, wobei zu berücksichtigen ist, daß es sich hierbei nur um einen Ersatz als Rauhfutter handelt und die damit verbundene Nährstoffdifferenz durch entsprechende Gaben geeigneter anderer Futtermittel ausgeglichen werden muß. Diesen, auf Grund der verschiedenen Einflüsse von Boden, Klima und Lage sich ergebenden Verhältnissen ist in fast allen Anleitungen getragen, daß praktische Fütterung der Wiederkäuer in der Weise Rechnung getragen, daß bei Einbeziehung von mittleren oder geringeren Heugaben in die Futterration entweder die dadurch bedingte, mehr oder weniger hohe Stroh- bzw. Spreugabe angeführt wird (RICHTER [9], WERNER [13], ZORN [14], SCHMIDT [10] S. 338), oder lediglich vermerkt ist: „Stroh und Spreu bis zur Sättigung" (KIRSCH-SPLITTGERBER [6], MÜNZBERG [8]). Zwangsläufig ergibt sich hier aber gerade für die Rationen, die einen mehr oder weniger hohen Strohanteil aufweisen und infolgedessen den Rohfasergehalt der Gesamtration weniger wünschenswert erhöhen, die Frage nach einer möglichen Beeinflussung der Verdaulichkeit der die Ration zusammensetzenden Futtermittel. Während die meisten Autoren selbst bei hohen Strohgaben keine Anmerkungen über einen eventuellen Einfluß derselben auf die Verdaulichkeit der Gesamtration machen, führen KIRSCH und SPLITTGERBER [6] an, daß eine übermäßige Strohfütterung — insbesondere von Winterstrohsorten — die Verdaulichkeit anderer Futtermittel erheblich vermindern kann. WATSON und Mitarbeiter [12] wollen gefunden haben, daß die Verdaulichkeit der org. Substanz von Haferspelzen stets geringer war, wenn man sie in Verbindung mit Heu verfütterte, womit also lediglich eine Beeinflussung der eigenen Verdaulichkeit und nicht des, in diesem Falle selbst rohfaserreichen Beifutters stattgefunden hätte. Ob dies jedoch methodisch exakt zu erfassen ist, scheint ziemlich zweifelhaft, denn vielmehr liegt hier die Vermutung nahe daß *beide* Futtermittel, vielleicht sogar das Heu am stärksten, eine Verdaulichkeitsverminderung erfahren haben. Auch die von AXELSSON[1, 2] auf Grund seiner eigenen Versuche und des in der Literatur vorhandenen Materials gefundene Abhängigkeit der Verdaulichkeit des Futters vom Rohfasergehalt, die er für Wiederkäuer in folgende Formel faßte: $y = 87{,}6 - 0{,}81\,X$, d. h., daß mit jedem Prozent Rohfaser in der Futterration die Verdaulichkeit der org. Substanz sich um 0,81% gegenüber 87,6% vermindern würde, vermag hier nicht völlig zu befriedigen. Es ist zwar eine Tatsache, daß die Verdaulichkeit der org. Substanz eines Futtermittels mit steigendem Rohfasergehalt abnimmt und folglich auch eine Futterration mit einem hohen Anteil rohfaserreicher Futterstoffe eine geringere Verdaulichkeit gegenüber einer anderen Ration mit nur einem geringen Prozentsatz an diesen Futterstoffen aufweisen wird, womit aber noch keineswegs der Beweis erbracht ist, ob dabei auch die dem jeweiligen Futtermittel oder die den übrigen in der Ration enthaltenen Futterstoffen normalerweise eigene Verdaulichkeit beeinflußt wird. Es war daher von besonderem Interesse, gerade diese Frage experimentell zu untersuchen und einer Klärung näherzubringen.

Methodik

Zu diesem Zweck wurde zunächst mit 2 Hammeln, die ein Gewicht von 85—90 kg aufwiesen und der Merinofleischschafrasse angehörten, eine Versuchsserie, bestehend aus 6 Versuchen durchgeführt. Während in Versuch 1 u. 2 nur 1000 g Heu (Versuch 1) — 1000 g Heu hatten sich nach LENNERTS[7] für diese Tiere als optimale Raufuttermenge erwiesen — bzw. nur 1000 g Stroh (Versuch 2) verabfolgt wurden, erhielten die Tiere in den Versuchen 3—6 Rationen, die bei gleichbleibender Höhe von 1000 g einen *zunehmenden Strohanteil unter gleichzeitiger Verminderung der Heumenge* aufwiesen. So wurde im 3. Versuch eine Diät, bestehend aus 750 g Heu und 250 g Stroh, im 4. Versuch eine aus 500 g Heu und 500 g Stroh, im 5. Versuch eine aus 400 g Heu und 600 g Stroh und im 6. Versuch schließlich eine aus 250 g Heu und 750 g Stroh verfüttert. Zwecks Gewöhnung der Tiere an das Versuchsfutter, insbesondere das Stroh, wurde selbiges den Tieren einige Wochen vorher als einziges Rauhfutter verabreicht. Das für die Versuche verwendete Heu war von mittlerer Güte, und das Stroh bestand in der Hauptsache aus Haferstroh und nur einem geringen Anteil Roggenstroh. Beide Futtermittel wurden gehäckselt und zu Beginn eines jeden Versuches, der sich stets aus einer 9tägigen Vor- und einer 10tägigen Hauptperiode zusammensetzte, für den gesamten Versuch eingewogen und die Trockensubstanz bestimmt. Die Tiere erhielten die jeweilige Tagesration zur Hälfte um 10^{00} h und um 16^{00} h. Wasser stand ad libitum zur Verfügung. Die Analyse der Futtermittel und Kotproben hinsichtlich ihres Gehaltes an den verschiedensten Nährstoffen wurde mittels der im hiesigen

Institut üblichen und allgemein bewährten Methoden durchgeführt. Die statistische Auswertung der Ergebnisse wurde mittels Varianzanalyse (Snedecor 11) vorgenommen.

Eigene Versuche

Im 1. Versuch, der der Ermittlung der *Verdaulichkeit des Heufutters* diente, erhielten die Tiere eine Ration, die nur aus 1000 g Heu bestand, das folgende ⌀ Zusammensetzung der Nährstoffe in % auf 100 g Trockensubstanz aufwies:

Org. Subst.	Rohprotein	Rohfett	Rohfaser	N-fr. Extraktstoffe
93,62	10,85	2,08	31,26	49,43

Es handelte sich somit um ein Futter von mittlerer Qualität, das von den Tieren in der verabfolgten Menge gerne und restlos aufgenommen wurde.

Tabelle 1. *1. Versuch (Grundversuch) 1000 g Heu*

Heutrockensubstanz: 91,39%
Gesamtrohfasergehalt: 28,57%

Gewicht zu Beginn des Versuches:	Schaf I	86,7 kg	Schaf II	88,3 kg
Gewicht am Ende des Versuches:	Schaf I	86,1 kg	Schaf II	87,4 kg
Ergibt eine Abnahme von		0,6 kg		0,9 kg

Schaf I	Org. Sub.	Rohprot.	Rohfett	Rohfaser	N-fr.Extraktst.
1. Hälfte					
aufgenommen g	4278,00	495,80	95,05	1428,45	2258,70
im Kot ausgeschied. g	1676,81	203,49	42,85	572,34	858,13
verdaut g	2601,19	292,31	52,20	856,11	1400,57
in %	60,80	58,96	54,92	59,93	62,01
2. Hälfte					
aufgenommen g	4278,00	495,80	95,05	1428,45	2258,70
im Kot ausgeschied. g	1832,79	207,74	38,27	618,91	967,87
verdaut g	2445,21	288,06	56,78	809,54	1290,83
in %	57,16	58,10	59,74	56,67	57,15
im Mittel: %	58,98	58,53	57,33	58,30	59,58
Schaf II					
1. Hälfte					
aufgenommen g	4278,00	495,80	95,05	1428,45	2258,70
im Kot ausgeschied. g	1664,74	202,91	37,38	557,77	866,68
verdaut g	2614,26	292,89	58,67	870,68	1392,02
in %	61,11	59,07	61,73	60,95	61,63
2. Hälfte					
aufgenommen g	4278,00	495,80	95,05	1428,45	2258,70
im Kot ausgeschied. g	1866,02	226,30	38,72	600,01	1000,99
verdaut g	2411,98	269,50	56,33	828,44	1257,71
in %	56,38	54,36	59,26	58,00	55,68
im Mittel: %	58,75	56,72	60,50	59,48	58,66

Wie aus Tabelle 1 zu ersehen, ergibt sich aus diesem Versuch für Schaf I im Verhältnis zu Schaf II eine etwas höhere Verdaulichkeit des Rohproteins

(1,81%) und der N-fr. Extraktstoffe (0,92%), während das Rohfett um 3,17% und die Rohfaser um 1,18% gegenüber Schaf II schlechter verdaut wurden. Da diese Unterschiede nur gering sind — Rohfett zeigt infolge seines geringen Anteiles naturgemäß stets größere Schwankungen —, können selbige als im Rahmen der natürlichen Fehlergrenzen liegend betrachtet werden.

Im Anschluß an den 1. Versuch galt es im folgenden *2. Versuch* die *Verdaulichkeit des Strohfutters* zu prüfen, wobei die gleichen Bedingungen wie im 1. Versuch — ohne Beifutter und mit der gleichen Menge — eingehalten wurden. Der Gehalt des Futters an den einzelnen Nährstoffen bezogen auf 100 g Trockensubstanz war folgender:

Org. Subst.	Rohprotein	Rohfett	Rohfaser	N-fr. Extraktstoffe
91,28	5,45	1,55	43,95	40,33

Auffallend ist bei diesem Futter der hohe Gehalt an Rohprotein, der mit 5,45% dem eines guten bis sehr guten Getreidestrohes nahe steht. Während Schaf II die verabreichte Tagesration stets vollständig verzehrte, zeigte Schaf I eine weniger erfreuliche Freßlust, so daß mehrmals, um allzugroße Rückstände zu vermeiden, die Tagesration vermindert wurde und somit während des 10tägigen Hauptversuches ⌀ täglich nur 894,7 g Stroh verabreicht wurden. Außerdem ergab sich bei Schaf I nach dem 10tägigen Hauptversuch noch ein Futterrest von 684,2 g.

Wie die *Ergebnisse des 2. Versuches* (Tab. 2) zeigen, lassen die beiden Schafe in der Verdaulichkeit des Strohfutters einen deutlichen Unterschied erkennen. Während Schaf I mit einem ⌀ Verdauungskoeffizienten von 43,32% eine normale Verdauung des Rohproteins anzeigt, ergibt sich für Schaf II nur eine ⌀ Verdaulichkeit von 25,39%, die als besonders schlecht zu werten ist. Auffällig ist dagegen die hohe Verdaulichkeit des Rohfettes bei Schaf II, das mit einem V. C. von 52,20% einen um 6,25% höheren Wert gegenüber Schaf I zeigt, zumal sich auch für die Rohfaser und die N-fr. Extraktstoffe bei Schaf II Verdaulichkeitswerte ergeben, die mit 53,87% bzw. 44,77% um 5,96% bzw. 2,99% niedriger als die von Schaf I liegen.

Dieses *unterschiedliche Verhalten der Tiere* in der Verdaulichkeit des Strohfutters erscheint im Hinblick auf die Verwendung der ⌀ Verdaulichkeitswerte für die Auswertung der folgenden Versuche weniger günstig, weshalb dies bei den weiteren Untersuchungen zu berücksichtigen ist. Eine Wiederholung sowohl des Heu- als auch des Strohversuches zwecks Erhärtung der in diesen Einzelversuchen gefundenen Werte konnte aus Mangel an gleichem Futtermaterial leider nicht durchgeführt werden.

Im 3. Versuch erhielten die Tiere eine Rauhfutterration, die sich aus 750 g Heu und 250 g Stroh zusammensetzte. Der Zweck dieses Versuches war, festzustellen, inwieweit die *gemeinsame Verfütterung von 750 g Heu und 250 g Stroh einen Einfluß auf die Verdaulichkeit der beiden Futterstoffe* ausübt.

Tabelle 2. *2. Versuch (Grundversuch) 1000 g Stroh*

Strohtrockensubstanzgehalt: 90,82%
Gesamtrohfasergehalt: 39,92%
Gewicht zu Beginn des Versuches: Schaf I 88,3 kg, Schaf II 89,2 kg
Gewicht am Ende des Versuches: Schaf I 87,5 kg, Schaf II 89,8 kg
Ergibt eine Ab- bzw. Zunahme von Schaf I — 0,8 kg, Schaf II + 0,6 kg

Schaf I	Org. Sub.	Rohprot.	Rohfett	Rohfaser	N-fr. Extraktst.
1. Hälfte					
aufgenommen g	3503,12	153,55	77,06	1670,69	1601,82
im Kot ausgeschied. g	1638,05	87,98	42,35	667,16	840,56
verdaut g	1865,07	65,57	34,71	1003,53	761,26
in %	53,24	42,70	45,04	60,07	47,52
2. Hälfte					
aufgenommen g	3503,12	153,55	77,06	1670,69	1601,82
im Kot ausgeschied. g	1634,99	86,08	40,96	675,06	832,89
verdaut g	1868,13	67,47	36,10	995,63	768,93
in %	53,33	43,94	46,85	59,59	48,00
im Mittel: %	53,29	43,32	45,95	59,83	47,76
Schaf II					
1. Hälfte					
aufgenommen g	4231,50	190,50	91,50	2019,50	1930,00
im Kot ausgeschied. g	1978,30	129,02	41,83	837,44	970,01
verdaut g	2253,20	61,48	49,67	1182,06	959,99
in %	53,25	32,27	54,28	58,53	49,74
2. Hälfte					
aufgenommen g	4231,50	190,50	91,50	2019.50	1930,00
im Kot ausgeschied. g	2388,65	155,24	45,64	1025,94	1161,83
verdaut g	1842,85	35,26	45,86	993,56	768,17
in %	43,55	18,51	50,12	49,20	39,80
im Mittel: %	48,40	25,39	52,20	53,87	44,77

Zur Ermöglichung dieser Feststellung schien das Differenzverfahren wenig geeignet, zumal man annehmen mußte, daß bei der Verfütterung von 2 verschiedenen Rauhfutterstoffen sowohl die Verdaulichkeit des Heu- als auch die des Strohfutters eine gegenseitige Beeinflussung erfahren würde. Außerdem wäre dabei noch zu berücksichtigen, daß die Verdaulichkeit des Heues und des Strohes gewissen natürlichen Schwankungen unterworfen ist, was beim Differenzverfahren zur Folge hätte, daß beispielsweise eine prozentuale Abweichung in der Verdaulichkeit der Nährstoffe, die in den beiden Futtermitteln in entgegengesetzten Mengenanteilen enthalten sind, bei Zugrundelegung des einen oder anderen Futters als „Grundfutter" hier entweder zu hoch oder zu niedrig erscheinen würde. Es ergäbe demzufolge eine geringe prozentuale Schwankung der Rohproteinverdauung beim Heu — unter Zugrundelegung von Heu als Grundfutter — bei der dann für das Strohrohprotein zu errechnenden Verdaulichkeit eine besonders starke Schwankung, die aber in Wirklichkeit überhaupt nicht vorhanden ist. Aus diesen Gründen wurde bei der Auswertung dieser Versuche in der Weise vorgegangen, daß zunächst die Verdaulichkeit der Gesamtration (Heu und Stroh) ermittelt wurde. Die sich dabei ergebenden V. C. wurden dann zur sogenannten „Grundverdaulichkeit" in Beziehung gesetzt, d. h. der prozentualen Verdaulichkeit, die sich ergeben würde, wenn sowohl der Heu- als auch der Strohanteil in der gleichen Höhe verdaut worden wäre, wie in den jeweiligen Grundversuchen 1 u. 2 (Tab. 1 und 2).

Um dabei aber auch gleichzeitig die für die statistische Auswertung der Ergebnisse mittels Varianzanalyse notwendigen *5tägigen Schwankungen der Grundversuche* mit zu berücksichtigen, wurden dieselben anteilmäßig auf die errechnete sogenannte „Grundverdaulichkeit" mitübertragen.

Für das Rohprotein von Schaf I des 3. Versuches ergäbe sich somit folgende Berechnung (Tab. 3a):

Tabelle 3a.

1. *Verdaulichkeit des gesamten Rohproteins (von Heu und Stroh) vom Versuch 3* (Tab. 3b).

Schaf I in den ersten 5 HV *) Tagen	51,43%
Schaf I in den zweiten 5 HV Tagen	54,15%
⌀	52,79%

*) HV = Hauptversuch.

2. *Verdaulichkeit des Rohproteins unter Zugrundelegung der V. C. der Grundversuche 1 u 2.*
⌀ Verdaulichkeit des Heurohproteins in Grundversuch 1 (Tab. 1) = 58,53%, ergibt bei 750 g Heu entsprechend 74,7 g Rohprotein *43,72 g verd. Rohprotein.*

⌀ Verdaulichkeit des Strohrohproteins in Grundversuch 2 (Tab. 2) = 43,32%, ergibt bei 250 g Stroh entsprechend 8,66 g Rohprotein 3,75 g verd. Rohprotein, insgesamt für Versuch 3 ergo: 43,72 + 3,75 g = 47,47 g, dies ergibt gegenüber einer Aufnahme von 74,7 + 8,66 g = 83,36 g eine „Grundverdaulichkeit" von *56,95%.*

3. *Berücksichtigung der 5tägigen Schwankungen der Grundversuche und Übertragung derselben auf die ⌀ „Grundverdaulichkeit"*

Da die Differenz der 5tägigen Schwankungen bei Schaf I beim Heugrundversuch (Tab. 1) 0,86% und beim Strohgrundversuch (Tab. 2) 1,24% betrugen, ergäbe sich bei einer anteilmäßigen Übertragung derselben auf die „Grundverdaulichkeit" des 3. Versuches, der aus $^3/_4$ Heu und $^1/_4$ Stroh besteht:

a) für den Heuanteil	= $^3/_4$ von 0,86 =	0,65%
b) für den Strohanteil	= $^1/_4$ von 1,24 =	0,31%
	Gesamtschwankung	0,96%

Folglich ergeben sich für die sogenannte Grundverdaulichkeit von ⌀ 56,95% 5tägige Verdauungskoeffizienten von 57,43% und 56,47%, die bei der folgenden varianzanalytischen Berechnung (F Test) Berücksichtigung finden.

Die sich zwischen der ⌀ Verdaulichkeit des Rohproteins von Schaf I im 3. Versuch = 52,79% (Tabelle 3) und der für eine Futterration von 750 g Heu und 250 g Stroh berechneten ⌀ Verdaulichkeit des Rohproteins (Tab. 3b) laut der Grundversuche 1 u. 2 von 56,95% ergebende Differenz von 4,16% wurde dann noch mittelst Test auf ihre Signifikanz (P%) geprüft.

Tabelle 3b. *3. Versuch: 750 g Heu und 250 g Stroh*

Heutrockensubstanz: 91,79%
Strohtrockensubstanz: 90,09%
Gesamtrohfasergehalt: 31,53%
Gewicht zu Beginn des Versuches: Schaf I 84,7 kg, Schaf II 83,2 kg
Gewicht am Ende des Versuches: Schaf I 83,8 kg, Schaf II 82,1 kg
Ergibt eine Abnahme von: Schaf I 0,9 kg, Schaf II 1,1 kg

Schaf I	Org. Sub.	Rohprot.	Rohfett	Rohfaser	N-fr.Extraktst.
1. Hälfte					
aufgenommen Heu g	3222,40	373,50	71,65	1075,85	1701,40
aufgenommen Stroh g	1006,74	43,31	21,92	484,14	457,37
insgesamt g	4229,14	416,81	93,57	1559,99	2158,77
im Kot ausgeschied. g	1883,38	202,46	40,28	607,16	1033,48
verdaut g	2345,76	214,35	53,29	952,83	1125,29
in %	55,47	51,43	56,95	61,08	52,13
2. Hälfte					
aufgenommen Heu g	3222,40	373,50	71,65	1075,85	1701,40
aufgenommen Stroh g	1006,74	43,31	21,92	484,14	457,37
insgesamt g	4229,14	416,81	93,57	1559,99	2158,77
im Kot ausgeschied. g	1848,54	191,10	38,51	600,34	1018,59
verdaut g	2380,60	225,71	55,06	959,65	1140,18
in %	56,29	54,15	58,84	61,52	52,82
im Mittel: %	55,88	52,79	57,90	61,30	52,48
Schaf II					
1. Hälfte					
aufgenommen Heu g	3222,40	373,50	71,65	1075,85	1701,40
aufgenommen Stroh g	1049,40	47,25	22,65	500,85	478,65
insgesamt g	4271,80	420,75	94,30	1576,70	2180,05
im Kot ausgeschied. g	1834,10	193,50	45,47	670,43	924,70
verdaut g	2437,70	227,25	48,83	906,27	1255,35
in %	57,06	54,01	51,78	57,48	57,59
2. Hälfte					
aufgenommen Heu g	3222,40	373,50	71,65	1075,85	1701,40
aufgenommen Stroh g	1049,40	47,25	22,65	500,85	478,65
insgesamt g	4271,80	420,75	94,30	1576,70	2180,05
im Kot ausgeschied. g	1992,94	205,85	43,43	733,00	1010,66
verdaut g	2278,86	214,90	50,87	843,70	1169,39
in %	53,35	51,08	53,94	53,51	53,64
im Mittel: %	55,21	52,55	52,86	55,50	55,62

Während auch im 3. Versuch Schaf II das verabreichte Futter vollständig verzehrte, hatte Schaf I am Ende desselben noch einen Futterrest von 111,32 g, der fast ausschließlich aus groben Strohteilchen bestand, aufzuweisen.

Für die Futterration von 750 g Heu und 250 g Stroh ergibt sich auf Grund der Versuche 1 u. 2 folgende „Grundverdaulichkeit“ (Tab. 4).

Tabelle 4.

Schaf I	Rohprot.	Rohfett	Rohfaser	N-fr. Ektraktst.
ersten 5 HV Tage	56,47	52,62	60,03	58,96
zweiten 5 HV Tage	57,43	56,70	57,47	55,18
im ∅	56,95	54,66	58,75	57,07
Schaf II				
ersten 5 HV Tage	56,69	61,40	55,42	59,09
zweiten 5 HV Tage	49,71	55,60	59,98	52,13
im ∅	53,20	58,50	57,70	55,61

Tabelle 5.

Differenzen zwischen der ∅ Verdaulichkeit des 3. Versuches und der für 750 g Heu und 250 g Stroh errechneten Verdaulichkeit (Tabelle 4).

Schaf I	Rohprot.	Rohfett	Rohfaser	N-fr. Extraktst.
∅ Verdaulichkeit im 3. Vers.	52,79	57,90	61,30	52,48
∅ Verdaulichkeit lt. Grdvers.	56,95	54,66	58,75	57,07
Differenz ±	— 4,16	+ 3,24	+ 2,55	— 4,59
Schaf II				
∅ Verdaulichkeit im 3. Vers.	52,55	52,86	55,50	55,62
∅ Verdaulichkeit lt. Grdvers.	53,20	58,50	57,70	55,61
Differenz ±	— 0,65	— 5,64	— 2,20	+ 0,01

Wie aus Tabelle 5 hervorgeht, hatte die gemeinsame Verfütterung von 750 g Heu und 250 g Stroh in erster Linie, wenn man vom Rohfett, das naturgemäß bei diesen geringen Mengen größeren Schwankungen unterworfen ist, absieht, nur bei Schaf I einen negativen Einfluß auf die Verdaulichkeit des Rohproteins (4,16%) und der N-fr. Extraktstoffe (4,59%) zur Folge, während die Differenzen von 2,55% bei der Rohfaser und die Unterschiede bei Schaf II als im Rahmen der Fehlergrenzen liegend angesehen werden können.

Die statistische Prüfung der einzelnen Streuungsursachen — Ration (mengenmäßig verschiedene gemeinsame Verfütterung von Heu und Stroh), Schafe und Zeitperioden sowie die einzelnen Wechselwirkungen — mittels F Test ergab jedoch für das Rohprotein keine Sicherung, wogegen sich für das Rohfett eine gesicherte Wechselwirkung zwischen Ration und Schafe feststellen ließ. Während alle Differenzen bei der *Rohfaserverdauung* an Hand des F Wertes keine Sicherung aufwiesen, zeigte sich bei den N-freien Extraktstoffen bei Zusammenfassung von dreifacher Wechselwirkung — Ration-Schafe-Zeitperioden — und der Schafe als Fehler bei allerdings nur zwei Freiheitsgraden eine Sicherung für die Zeitperioden, womit zum Ausdruck kommt, daß bei beiden Schafen innerhalb der 5tägigen Verdauungskoeffizienten größere gesicherte Unterschiede auftreten.

Tabelle 6.

Werte von t und P für die bei Schaf I und II zwischen Versuch 3 und der lt. Grundversuchen errechneten Verdaulichkeit erhaltenen Differenzen:

Nährstoffe	sd	*Schaf I*			*Schaf II*		
		Diffz. + —	t	P %	Diffz. + —	t	P %
Rohprotein	1,57	— 4,16	2,63	12,1	— 0,65	0,41	72,7
Rohfett	2,03	+ 3,24	1,60	18,5	— 5,64	2,78	4,3
Rohfaser	2,11	+ 2,55	1,21	29,7	— 2 20	1,04	37,5
N-fr. Extraktst.	0,92	— 4,59	4,99	3,8	+ 0,01	0,01	100,0

Die Prüfung der Differenzen zwischen der ⌀ Verdaulichkeit des 3. Versuches und der errechneten ⌀ Verdaulichkeit (Tabelle 5) mittels t Test ergab, wie aus Tabelle 6 zu ersehen, beim Rohprotein für den Unterschied von 4,16% bei Schaf I auch hier keine Signifikanz. Beim Rohfett ist lediglich die Differenz von 5,64% bei Schaf II mit einem P Wert von 4,3% gesichert. Während die Unterschiede bei der Rohfaser auf Grund der P Werte von 29,7 u. 37,5% als einwandfrei innerhalb der Fehlergrenzen liegend betrachtet werden können, zeigt die bei den N-fr. Extraktstoffen auftretende Differenz von 4,59 bei Schaf I mit einem P Wert von 3,8% eine klare Sicherung.

Allgemein kann somit festgestellt werden, daß die *gemeinsame Verfütterung von 750 g Heu und 250 g Stroh bei Schaf II überhaupt keine Veränderung der Verdaulichkeit* — wenn man die Fragwürdigkeit eines wirklichen Einflusses auf Grund einer Schwankung von 5,64% beim Rohfett berücksichtigt —, der einzelnen Nährstoffe beider Futtermittel im Verhältnis zu ihrer Verdaulichkeit laut den Grundversuchen 1 u. 2 zur Folge hatte, wogegen *Schaf I beim Rohprotein und den N-fr. Extraktstoffen mit einer geringen Abnahme der Verdaulichkeit* reagierte.

Im folgenden *4. Versuch* wurde der *Strohanteil auf 500 g* bemessen, so daß die Gesamtration sich aus gleichen Teilen Heu und Stroh zusammensetzte (Tab. 7).

Tabelle 7. *4. Versuch: 500 g Heu und 500 g Stroh*

Heutrockensubstanz: 90,81%
Strohtrockensubstanz: 90,08%
Gesamtrohfasergehalt: 34,23%
Gewicht zu Beginn des Versuches: Schaf I 77,4 kg, Schaf II 78,0 kg
Gewicht am Ende des Versuches: Schaf I 77,7 kg, Schaf II 76,8 kg
Ergibt eine Zu- bzw. Abnahme von Schaf I + 0,3 kg, Schaf II — 1,2 kg

Schaf I	Org. Subst.	Rohprotein	Rohfett	Rohfaser	N-fr. Extraktst.
1. Hälfte					
aufgenommen Heu g	2125,50	246,25	47,25	709,75	1122,25
aufgenommen Stroh g	2052,35	92,00	44,68	979,47	936,20
insgesamt g	4177,85	338,25	91,93	1689,22	2058,45
im Kot ausgeschied. g	1996,29	166,85	35,53	738,26	1055,65
verdaut g	2181,56	171,40	56,40	950,96	1002,80
in %	52,22	50,67	61,35	56,30	48,72
2. Hälfte					
aufgenommen Heu g	2125,50	246,25	47,25	709,75	1122,25
aufgenommen Stroh g	2052,35	92,00	44,68	979,47	936,20
insgesamt g	4177,85	338,25	91,93	1689,22	2058,45
im Kot ausgeschied. g	1946,78	164,34	40,44	694,99	1047,01
verdaut g	2231,07	173,91	51,49	994,23	1011,44
in %	53,40	51,41	56,01	58,86	49,13
im Mittel %	52,81	51,04	58,68	57,58	48,93
1. Hälfte g					
aufgenommen Heu g	2125,50	246,25	47,25	709,75	1122,25
aufgenommen Stroh g	2098,50	94,50	45,25	1001,50	957,25
insgesamt g	4224,00	340,75	92,50	1711,25	2079,50
im Kot ausgeschied. g	2007,01	179,40	40,90	720,50	1066,21
verdaut g	2216,99	161,35	51,60	990,75	1013,29
in %	52,49	47,35	55,78	57,90	48,73
2. Hälfte					
aufgenommen Heu g	2125,50	246,25	47,25	709,75	1122,25
aufgenommen Stroh g	2098,50	94,50	45,25	1001,50	957,25
insgesamt g	4224,00	340,75	92,50	1711,25	2079,50
im Kot ausgeschied. g	1972,04	164,30	40,47	742,52	1024,75
verdaut g	2251,96	176,45	52,03	968,73	1054,75
in %	53,31	51,78	56,25	56,61	50,72
im Mittel: %	52,90	49,57	56,02	57,26	49,73

Für die Futterration von 500 g Heu und 500 g Stroh ergibt sich auf Grund der Versuche 1 u. 2 folgende „*Grundverdaulichkeit*" (Tab. 8):

Tabelle 8.

Schaf I	Rohprot.	Rohfett	Rohfaser	N-fr. Extraktst.
ersten 5 HV Tage	54,01	50,14	60,13	55,55
zweiten 5 HV Tage	54,77	53,46	58,25	52,87
im ∅	54,39	51,80	59,19	54,21
Schaf II				
ersten 5 HV Tage	43,41	57,60	59,28	56,25
zweiten 5 HV Tage	52,65	55,28	53,12	48,29
im ∅	48,03	56,44	56,20	52,27

Tabelle 9.

Differenzen zwischen der ⌀ Verdaulichkeit des 4. Versuches und der errechneten Verdaulichkeit von 500 g Heu und 500 g Stroh auf Grund von Versuch 1 u. 2.

Schaf I	Rohprotein	Rohfett	Rohfaser	N-fr. Extraktst.
⌀ Verdaulichkeit im 4. Vers.	51,04	58,68	57,58	48,93
⌀ errech. Verd. lt. Grundvers.	54,39	51,80	59,19	54,21
Differenz ±	— 3,35	+ 6,88	— 1,61	— 5,28
Schaf II				
⌀ Verdaulichkeit im 4. Vers.	49,57	56,02	57,26	49,73
⌀ errech. Verd. lt. Grundvers.	48,03	56,44	56,20	52,27
Differenz ±	+ 1,54	— 0,42	+ 1,06	— 2,54

Wie aus Tabelle 9 zu ersehen, hatte die gemeinsame Verfütterung von 500 g *Heu und 500 g Stroh nur bei Schaf I* — die Unterschiede von 1,54% beim Rohprotein, 0,42% beim Rohfett, 1,06% bei der Rohfaser und 2,54% bei den N-fr. Extraktstoffen bei Schaf II. können als innerhalb der Fehlergrenzen liegend angesehen werden — *einen Einfluß auf die Verdaulichkeit* zur Folge. Während das Rohprotein bei ihm um 3,35% geringer verdaut wurde, zeigt sich für das Rohfett eine um 6,88% bessere Verdaulichkeit, der jedoch keine besondere Bedeutung beigemessen werden kann. Entgegen der Verdaulichkeit der Rohfaser, die ebenfalls wieder nur geringe Unterschiede erkennen läßt, hat die der N-freien Extraktstoffe mit einer Differenz von — 5,28% eine weitere Verschlechterung erfahren.

Die zunächst mittelst F Test durchgeführte statistische Prüfung der einzelnen Streuungsursachen ergab *beim Rohprotein für die Schafe und Zeitperioden gesicherte Unterschiede*, während beim Rohfett bei allen Streuungsursachen, trotz der unterschiedlichen Abweichungen an Hand des F Wertes keine Sicherung ermittelt werden konnte. Interessante Ergebnisse zeigen sich bei der Rohfaser, wo sich für die Schafe, Zeitperioden und die Wechselwirkungen — Schafe-Ration-Zeitperioden und Schafe-Zeitperioden — gesicherte F Werte ergeben. Bei den N-freien Extraktstoffen lassen sich nur für die Ration gesicherte Unterschiede feststellen.

Die Prüfungen der Differenzen zwischen der ⌀ Verdaulichkeit des 4. Versuches und der laut Versuch 1 u. 2 errechneten ⌀ Grundverdaulichkeit (Tabelle 9) mittels t Test zeigt, wie aus Tabelle 10 hervorgeht, daß lediglich die Differenz von 5,28% bei den N-freien Extraktstoffen von Schaf I einen gesicherten P Wert von 4,00% erkennen läßt, so daß der *Ersatz von 500 g Heu durch Stroh keine entscheidende Beeinflussung der Verdaulichkeit beider Futterstoffe* zur Folge hatte.

Tabelle 10

Werte von t und P für die bei Schaf I u. II zwischen Versuch 4 und der laut Grundversuchen errechneten Verdaulichkeit (Tabelle 8) erhaltenen Differenzen:

Nährstoffe	sd	*Schaf I* Diffz. + −	*Schaf I* t	*Schaf I* P %	*Schaf II* Diffz. + −	*Schaf II* t	*Schaf II* P %
Rohprotein	1,57	− 3,35	2,13	12,7	+ 1,54	0,98	37,5
Rohfett	2,21	+ 6,88	3,11	2,7	− 0,42	0,19	84,9
Rohfaser	0,14	− 1,61	11,50	5,3	+ 1,06	7,5	8,3
N-fr. Extraktst.	1,73	− 5,28	3,05	4,00	− 2,54	1,47	20,7

Nachdem die bisherigen Versuche, bei denen der Strohanteil von 250 g = 1/4 bzw. 500 g = 1/2 der Ration ausmachte, keinen entscheidenen Einfluß auf die ursprüngliche Verdaulichkeit von Heu und Stroh erkennen ließen, wurde im folgenden *5. Versuch* (Tab. 11) der Strohanteil um noch weitere 100 g erhöht, so daß sich eine Ration, bestehend aus *400 g Heu und 600 g Stroh* ergab, womit das Stroh den überwiegenden Teil der Ration ausmachte. Auch dieses Futter wurde von den Tieren gut aufgenommen. Schaf I, das vor allem wieder die gröberen Strohteilchen zurückließ, hatte am Ende des Hauptversuches noch einen Futterrest von 810 g Stroh. Die Gewichtsverhältnisse der Tiere zeigten, daß Schaf I mit einem Verlust von 2,2 kg auf die nährstoffmäßige Verschlechterung der Ration am deutlichsten reagierte, während der Verlust von 1 kg bei Schaf II weniger auffallend sein dürfte.

Tabelle 11. *5. Versuch: 600 g Stroh und 400 g Heu*

Heutrockensubstanz: 91,87%
Strohtrockensubstanz: 89,80%
Gesamtrohfasergehalt: 35,72%
Gewicht zu Beginn des Versuches: Schaf I 89,7 kg, Schaf II 91,5 kg
Gewicht am Ende des Versuches: Schaf I 87,5 kg, Schaf II 90,5 kg
Ergibt eine Abnahme von Schaf I 2,2 kg, Schaf II 1,0 kg

Schaf I	Org. Subst.	Rohprotein	Rohfett	Rohfaser	N-fr. Extraktst.
1. Hälfte					
aufgenommen Heu g	1720,17	199,36	38,22	574,37	908,22
aufgenommen Stroh g	2155,80	96,67	49,15	1026,03	983,95
insgesammt g	3875,97	296,03	87,37	1600,40	1892,17
im Kot ausgeschied. g	1856,65	176,99	42,02	675,67	961,97
verdaut g	2019,32	119,04	45,35	924,73	930,20
in %	52,10	40,21	51,91	57,78	49,16
2. Hälfte					
aufgonommen Heu g	1720,17	199,36	38,22	574,37	908,22
aufgenommen Stroh g	2155,80	96,67	49,15	1026,03	983,95
insgesamt g	3875,97	296,03	87,37	1600,40	1892,17
im Kot ausgeschied. g	1836,96	154,49	42,81	720,77	918,89
verdaut g	2039,01	141,54	44,56	879,63	973,28
in %	52,61	47,81	51,00	54,96	51,44
im Mittel: %	52,36	44,01	51,40	56,37	50,30

Schaf II					
1. Hälfte					
aufgenommen Heu g	1720,17	199,36	38,22	574.37	908,22
aufgenommen Stroh g	2510,27	113,14	54,15	1198,02	1144,96
insgesamt g	4230,44	312,50	92,37	1772,39	2053,18
im Kot ausgeschied. g	1780,47	169,57	40,71	693,10	877,09
verdaut g	2449,97	142,93	51,66	1079,29	1176,09
in %	57,91	45,74	55,93	60,90	57,28
2. Hälfte					
aufgenommen Heu g	1720,17	199,36	38,22	574,37	908,22
aufgenommen Stroh g	2510,27	113,14	54,15	1198,02	1144,96
insgesamt g	4230,44	312,50	92,37	1772,39	2053,18
im Kot ausgeschied. g	2089,97	184,53	44,23	811,38	1049,83
verdaut g	2140,47	127,97	48,14	961,01	1003,35
in %	50,60	40,95	52,12	54,22	48,87
im Mittel: %	54,26	43,35	54,03	57,56	53,08

Für die Futterration von 400 g Heu und 600 g Stroh ergibt sich auf Grund der Versuche 1 u. 2 folgende „*Grundverdaulichkeit*“ (Tab. 12).

Tabelle 12.

Schaf I	Rohprot.	Rohfett	Rohfaser	N-fr. Extraktst.
ersten 5 HV Tage	53,20	49,41	60,08	54,58
zweiten 5 HV Tage	53,94	52,43	58,48	52,34
im ∅	53,57	50,92	59,28	53,46
Schaf II				
ersten 5 HV Tage	40,31	57,37	59,08	55,09
zweiten 5 HV Tage	50,45	53,89	52,30	46,75
im ∅	45,38	55,63	55,69	50,92

Tabelle 13.

Differenzen zwischen der ∅ Verdaulichkeit des 5. Versuches und der errechneten Verdaulichkeit von 400 g Heu und 600 g Stroh auf Grund der Versuche 1 u. 2.

Schaf I	Rohprotein	Rohfett	Rohfaser	N-fr. Extraktst.
∅ Verdaulichkeit im 5. Vers.	44,01	51,46	56,37	50,30
∅ errech. Verd. lt. Grundvers.	53,57	50,92	59,28	53,46
Differenz ±	— 9,56	+ 0,54	— 2,91	— 3,16
Schaf II				
∅ Verdaulichkeit im 5. Vers.	43,35	54,03	57,56	53,08
∅ errech. Verd. lt. Grundvers.	45,38	55,63	55,69	50,92
Differenz ±	— 2,03	— 1,60	+ 1,87	+ 2,16

Auch in diesem Versuch finden wir, wie aus Tabelle 13 zu ersehen, die bei Schaf I bisher festgestellte Tendenz, auf einen erhöhten Strohanteil in der

Futterration mit einer Abnahme der Verdaulichkeit des Rohproteins zu reagieren, durch die sich hier ergebende Differenz von — 9,56% bestätigt. In Beziehung zu den Ergebnissen der bisherigen Versuche läßt Schaf II auch in diesem Versuch mit einer Differenz von — 2,03% keinen wesentlichen Unterschied in der Rohproteinverdauung erkennen. Während das *Rohfett* mit 0,54% bei Schaf I und 1,60% bei Schaf II keine besondere Veränderung der Verdaulichkeit aufweist, ergibt sich für die Rohfaserverdauung bei Schaf I eine Abnahme von 1,87%. Annähernd gleiche Ergebnisse lassen sich bei den N-freien Extraktstoffen feststellen, wo Schaf I eine Verminderung der Verdaulichkeit um 3,16% und Schaf II eine Verbesserung um 2,16% anzeigt.

Obwohl die Differenz von 9,56% in der Verdaulichkeit des Rohproteins bei Schaf I als ziemlich hoch zu werten ist, kann sie an Hand des ermittelten F Wertes nicht als statistisch gesichert betrachtet werden.

Für das *Rohfett* lassen sich mit Hilfe des F Wertes sowohl für die Schafe als auch für die Wechselwirkung zwischen Schafe und Zeitperiode gesicherte Unterschiede feststellen. Die Rohfaser und die N-freien Extraktstoffe ergaben gleichermaßen für die Zeitperioden und die Wechselwirkungen Ration—Schafe und Schafe—Zeitperioden statistisch gesicherte Unterschiede (Tab. 14).

Tabelle 14

Werte von t und P für die bei Schaf I und II zwischen Versuch 5 und der laut Grundversuchen errechneten Verdaulichkeit (Tab. 13) erhaltenen Differenzen:

Nährstoffe	sd	*Schaf I*			*Schaf II*		
		Diffz. + —	t	P %	Diffz. + —	t	P %
Rohprotein	4,75	— 9,56	2,06	13,9	— 2,03	0,43	71,6
Rohfett	1,05	+ 0,54	0,51	66,7	— 1,60	1,52	27,2
Rohfaser	0,31	— 2,91	5,20	1,37	+ 1,87	3,34	4,6
N-fr. Extraktst.	1,02	— 3,16	3,10	5,4	+ 2,16	2,12	12,7

Die Prüfung der einzelnen Differenzen zwischen der ⌀ Verdaulichkeit des 5. Versuches und der sich lt. Versuch 1 u. 2 errechneten ⌀ Grundverdaulichkeit (Tab. 13) mittels t Test zeigt, wie aus Tabelle 14 zu ersehen, für den Unterschied von — 9,56% in der Verdaulichkeit des Rohproteins bei Schaf I infolge des hohen sd Wertes von 4,75% keinen gesicherten P Wert. Lediglich die Differenzen von — 2,91% bzw. + 1,87% in der Rohfaserverdauung lassen einen P Wert von weniger als 5% erkennen. Bei den N-freien Extraktstoffen ergeben sich für die Unterschiede P Werte von 5,4 und 12,7%, so daß lediglich die Differenz von 3,16% bei Schaf I eine annähernde Sicherung aufweist.

Im letzten *6. Versuch* sollte eine Ration geprüft werden, die in der *Hauptsache aus Stroh* und nur zu einem geringen Teil aus Heu bestand. Solche Rauhfutterrationen ergeben sich vor allem in Gegenden mit einem ungünstigen Grünlandverhältnis, wie beispielsweise in den Börden. Der Heuanteil wurde daher nur auf 250 g festgelegt, so daß der Strohanteil 750 g betrug. Analog zu den vorhergehenden Versuchen wurde dieses Futter von Schaf II wieder ohne irgend einen Rückstand aufgenommen, wogegen Schaf I wieder infolge seiner Abneigung gegen größere Strohteilchen einen Futterrest von 1008 g Stroh zurückließ (Tab. 15).

Die Gewichtsverhältnisse der Schafe lassen mit einem Verlust von 0,5 kg bei Schaf I und 2,2 kg bei Schaf II keine allzugroße Abnahme als Folge der nährstoffmäßigen Verschlechterung der Ration erkennen.

Tabelle 15. *6. Versuch: 250 g Heu und 750 g Stroh*

Heutrockensubstanz: 90,19%
Strohtrockensubstanz: 90,12%
Gesamtrohfasergehalt: 37,11%
Gewicht zu Beginn des Versuches: Schaf I 85,6 kg, Schaf II 86,0 kg
Gewicht am Ende des Versuches: Schaf I 85,1 kg, Schaf II 83,8 kg
Ergibt eine Abnahme von: Schaf I 0,5 kg, Schaf II 2,2 kg

Schaf I	Org. Subst.	Rohprotein	Rohfett	Rohfaser	N-fr. Extraktst.
1. Hälfte					
aufgenommen Heu g	1055,47	122,32	23,45	352,43	557,27
aufgenommen Stroh g	2730,90	120,59	61,54	1310,16	1238,61
insgesamt g	3786,37	242,91	84,99	1662,59	1795,88
im Kot ausgeschied. g	1937,84	161,04	40,04	760.59	976.17
verdaut g	1848.53	81,87	44.95	902,00	819,71
in %	48,82	33,70	52,89	54,25	45,64
2. Hälfte					
aufgenommen Heu g	1055,47	122,32	23.45	352,43	557,27
aufgenommen Stroh g	2730,90	120,59	61,54	1310,16	1238,61
insgesamt g	3786,37	242,91	84,99	1662,59	1795,88
im Kot ausgeschied. g	1875,25	153,16	51,33	727,19	943,57
verdaut g	1911,12	89,75	33,66	935,40	852,31
in %	50,47	36,95	39,60	56,26	47.46
im Mittel: %	49,65	35,33	46,25	55,26	46,55
Schaf II					
1. Hälfte					
aufgenommen Heu g	1055,47	122,32	23,45	352,43	557,27
aufgenommen Stroh g	3149,02	141,94	67,93	1502,86	1436,29
insgesamt g	4204,49	264,26	91,38	1855,29	1993,56
im Kot ausgeschied. g	2019,39	166,93	58,27	827,24	966,95
verdaut g	2185,10	97,33	33,11	1028,05	1026,61
in %	51,97	36,83	36,23	55,41	51,50
2. Hälfte					
aufgenommen Heu g	1055,47	122.32	23,45	352,43	557,27
aufgenommen Stroh g	3149.02	141,94	67,93	1502,86	1436,29
insgesamt g	4204,49	264,26	91,38	1855,29	1993,56
im Kot ausgeschied. g	2138.82	176,63	46,96	855,23	1060,00
verdaut g	2065,67	87,63	44,42	1000,06	933.56
in %	49,13	33,16	48,61	53,91	46,83
im Mittel: %	50,55	35,00	42,42	54,66	49,17

Für die Futterration von 250 g Heu und 750 g Stroh ergibt sich auf Grund der Versuche 1 u. 2 folgende „*Grundverdaulichkeit*“ (Tab. 16).

Tabelle 16.

Schaf I	Rohprotein	Rohfett	Rohfaser	N-fr. Extraktst.
ersten 5 HV Tage	50,64	46,53	60,06	52,22
zweiten 5 HV Tage	51.34	51,65	58,88	50,64
im ∅	50,99	49,09	59,47	51,43
Schaf II				
ersten 5 HV Tage	45,64	57,45	58,80	53,13
zweiten 5 HV Tage	34,14	51,21	51,93	44,17
im ∅	39,89	54,33	54,93	48,65

Tabelle 17.

Differenzen zwischen der ∅ Verdaulichkeit des 6. Versuches und der errechneten Verdaulichkeit von 250 g Heu und 750 g Stroh auf Grund der Versuche 1 u. 2.

Schaf I	Rohprotein	Rohfett	Rohfaser	N-fr. Extraktst.
∅ Verdaulichkeit im 6. Vers.	35,33	46,25	55,26	46,55
∅ errech. Verd. lt. Grundver.	50,99	49,09	59,47	51,43
Differenz ±	— 15,66	— 2,84	— 4,21	— 4,88
Schaf II				
∅ Verdaulichkeit im 6. Vers.	35,00	42,42	54,66	49,17
∅ errech. Verd. lt. Grundver.	39,89	54,33	54,93	48,65
Differenz ±	— 4,89	— 11,91	— 0,27	+ 0,52

Wie aus Tabelle 17 zu ersehen, bewirkte der Ersatz von 750 g Heu durch Stroh eine weitere Verschlechterung der Verdaulichkeit des Rohproteins, die insbesondere bei Schaf I mit 15,66% recht deutlich erkennbar ist, während Schaf II nur eine Abnahme von 4,89% zu verzeichnen hat.

Für das Rohfett ergeben sich Verdaulichkeitsabnahmen von 2,84% bei Schaf I und 11,91% bei Schaf II. Sowohl die Verdaulichkeit der Rohfaser, als auch die der N-freien Extraktstoffe zeigen bei Schaf I eine Verringerung von 4,21 bzw. 4,88%, wogegen die Unterschiede von Schaf II mit 0,27% und 0,52% als innerhalb der Fehlergrenzen liegend zu betrachten sind.

Bei der Prüfung der einzelnen Streuungsursachen mittels F Test zeigt sich beim Rohprotein nur für die Ration ein gesicherter Unterschied, während beim Rohfett und bei der Rohfaser für die verschiedenen Streuungsursachen keine Signifikanz zu ermitteln ist. Lediglich für die N-freien Extraktstoffe lassen sich mit Hilfe des F Wertes für die Streuungsursachen Ration, Zeitperioden und die Wechselwirkungen Ration-Schafe, Ration-Zeitperioden und Schafe-Zeitperioden statistisch gesicherte Unterschiede nachweisen.

Auch die Prüfung der einzelnen Differenzen zwischen der ∅ Verdaulichkeit des 6. Versuches und der sich laut Versuch 1 u. 2 errechneten ∅ Grundverdaulichkeit (Tab. 17) mittels t Test zeigt, wie aus Tabelle 18 zu ersehen, für die Unterschiede von 15,66% beim Rohprotein und 4,88% bei den N-freien Extraktstoffen, P Werte von weniger als 5%.

Tabelle 18.

Werte von t und P für die bei Schaf I und II zwischen Versuch 5 und der laut Grundversuchen errechneten Verdaulichkeit (Tab. 17) erhaltenen Differenzen.

Nährstoffe	sd	Schaf I			Schaf II		
		Diffz. + —	t	P %	Diffz. + —	t	P %
Rohprotein	2,91	— 15,66	5,38	3,25	— 4,89	1,68	21,1
Rohfett	6,30	— 2,84	0,45	70,80	— 11,91	1,89	11,6
Rohfasser	2,12	— 4,21	1,99	18,40	— 0,27	0,13	93,0
N-fr. Extraktst.	0,27	— 4,88	18,07	0,31	+ 0,52	1,99	19,8

Tabelle 19. *Differenzen und P Werte der Versuche 3, 4, 5 u. 6*

Versuch	Vergleich	Nährstoff	Schaf I		Schaf II		Grenzwert
			Diff. ±	P %	Diff. ±	P %	
3	Vergl. zw. Vers. 3 (750 g Heu + 250 g Stroh) u. den Grundversuch 1. u. 2..	Rohprotein	— 4,16	12,1	— 0,65	72,7	5
		Rohfett	+ 3,24	18,5	— 5,64	4,3	5
		Rohfaser	+ 2,55	29,7	— 2,20	37,5	5
		N-fr. Extraktst.	4,59	3,8	— 0,01	100,–	5
4	Vergl. zw. Vers. 4 (500 g Heu + 500 g Stroh) u. den Grundversuch. 1. u. 2.	Rohprotein	— 3,35	12,7	+ 1,54	37,5	5
		Rohfett	+ 6,88	2,7	— 0,42	84,9	5
		Rohfaser	— 1,61	5,3	+ 1,06	8,3	5
		N-fr. Extraktst	— 5,28	4,0	— 2,54	20,7	5
5	Vergl. zw. Vers. 5 (400 g Heu + 600 g Stroh) u. den Grundversuch. 1 u. 2.	Rohprotein	— 9,56	13,9	— 2,03	71,6	5
		Rohfett	+ 0,54	66,7	— 1,60	27,2	5
		Rohfaser	— 2,91	1,4	+ 1,87	4,6	5
		N-fr. Extraktst.	— 3,16	5,4	+ 2,16	12,7	5
6	Vergl. zw. Vers. 6 (250 g Heu + 750 g Stroh) u. den Grundversuch. 1. u. 2.	Rohprotein	—15,66	3,3	— 4,89	21,1	5
		Rohfett	— 2,84	70,8	—11,91	11,6	5
		Rohfaser	— 4,21	18,4	— 0,27	93,0	5
		N-fr. Extraktst.	— 4,88	0,3	+ 0,52	19,8	5

Diskussion der Ergebnisse

Auf Grund der in Tabelle 19 zusammengefaßten Differenz- und P Werte der Versuche 3, 4, 5 u. 6 kann in bezug auf den Einfluß steigender Strohgaben als Ersatz für Heu zusammenfassend folgendes festgestellt werden:

Der Ersatz von 250—750 g Heu durch Stroh beeinflußte die *Verdaulichkeit des Rohproteins* im wesentlichen nur bei Schaf I, das im 3. Versuch (750 g Heu und 250 g Stroh) eine Verdauungsverminderung von 4,16%, im 4. Versuch (500 g Heu und 500 g Stroh) eine von 3,35% und im 5. und 6. Versuch (400 g Heu und 600 g Stroh bzw. 250 gHeu und 750 g Stroh) sogar eine von 5,56 bzw. 15,66% erkennen läßt, während die in den Versuchen 3—5 bei Schaf II auftretenden Differenzen von 0,61%, 1,54% und 2,03% als innerhalb der Fehlergrenzen liegend betrachtet werden können und lediglich der Unterschied von 4,89% im 6. Versuch (250 g Heu und 750 g Stroh) als negativer Einfluß der erhöhten Strohmenge angesehen werden kann. Berücksichtigt man allerdings die statistische Auswertung der Ergebnisse, so läßt sich nur für den Unterschied von 15,66% bei Schaf I zwischen Versuch 6 (250 g Heu und 750 g Stroh) und der Grundverdaulichkeit ein P Wert von weniger als 5% feststellen.

Besonders unterschiedlich erweist sich die *Rohfettverdauung* gegenüber einer gesteigerten Verfütterung von Stroh als Heuersatz. Nachdem Schaf I in Versuch 3 und 4 (250 g bzw. 500 g Stroh) zunächst eine Verbesserung der Verdaulichkeit von 3,24% und 6,88% beobachten läßt, ergibt sich bei einer weiteren Steigerung der Strohmenge auf 600 g wieder ein Rückgang bis zur normalen Verdaulichkeit und bei 750 g Stroh (Versuch 6) sogar eine Verdauungsdepression von 2,84%. Wieder andere Verhältnisse zeigt Schaf II, bei dem in den Versuchen 3—5 Unterschiede von 5,64, 0,42 und 1,60% und im 6. Versuch (250 g Heu und 750 g Stroh) eine Differenz von 11,91% festgestellt werden konnten. Über eine etwaige Beeinflussung der Rohfettverdauung durch erhöhte Strohgaben läßt sich jedoch hinsichtlich der hier gefundenen Ergebnisse kein klares Urteil fällen, zumal die Schwankungen hier infolge der geringen Mengen von Natur aus groß sind. Die statistische Auswertung der hier gefundenen Ergebnisse zeigt für die Unterschiede von 5,64% bei Schaf II im 3. Versuch und 6,88% bei Schaf I im 4. Versucuh P Werte von 4,3 und 2,7, wogegen für die Differenz von 11,91% bei Schaf II im 6. Versuch infolge der großen Schwankungen der 5tägigen Werte (Tabelle 15) ein P Wert von 11,6 festgestellt wurde.

Die geringste Veränderung auf Grund der erhöhten Strohgaben lassen die Werte der *Rohfaserverdauung* erkennen. Während Schaf I im 3. Versuch (750 g Heu und 250 g Stroh) eine Verbesserung der Verdaulichkeit um 2,55% erkennen läßt, ergibt sich mit steigendem Strohanteil eine fortschreitende Verminderung der Verdaulichkeit, bis schließlich selbige im 6. Versuch (250 g Heu und 750 g Stroh) um 4,25% unter der normalen Verdaulichkeit liegt. Die bei Schaf II in den einzelnen Versuchen auftretenden Unterschiede von 0,27% bis 2,20% können dagegen als innerhalb der Fehlergrenzen liegend betrachtet werden, auch wenn die Differenz von 1,87% im 5. Versuch einen P Wert von 4,6% anzeigt.

Interessant erscheinen die Verhältnisse bei den *N-freien Extraktstoffen*, für die Schaf I in Versuch 3 (750 g Heu und 250 g Stroh) mit einer Differenz von — 4,59% annähernd die gleiche Verdaulichkeitsverminderung anzeigt wie in Versuch 6 (250 g Heu und 750 g Stroh), wo sich ein Unterschied von 4,88% errechnete. Die Differenzen von Versuch 4 (500 g Heu und 500 g Stroh) und Versuch 5 (400 g Heu und 600 g Stroh) von — 3,16% und 5,28% bewegen sich in etwa der gleichen Höhe wie die der Versuche 3 und 6, so daß festgestellt werden kann, daß Schaf I auf einen teilweisen Ersatz von Heu durch Stroh, unabhängig von der Höhe der Strohmenge, mit einer Verdauungsdepression der N-freien Extraktstoffe in Höhe von rund 3,16—5,28% reagierte. Dies wird auch durch die Prüfung mittels t Test bestätigt, der für die Differenzen von 4,29% im 3. Versuch, 5,28% im 4. Versuch, 3,16% im 5. Versuch und 4,88% im 6. Versuch P Werte von 3,8, 4,0, 5,4 und 0,3% zeigt. Die bei Schaf II bei den Versuchen 3—6 auftretenden Unterschiede von 0,01% bis 2,54% können ebenso wie die bei der Rohfaser als innerhalb der Fehlergrenzen liegend angesehen werden, was auch durch die P Werte, die alle höher als 12% liegen, erhärtet wird.

Zusammenfassung

Bei zwei Hammeln wurde in 6 Versuchen der Einfluß verschieden hoher Strohgaben als Ersatz für Heu auf die normale Verdaulichkeit der Gesamtration untersucht. Als Futterstoffe gelangten zwei Rauhfuttermittel — Heu und Stroh — zur Verfütterung. Während in Versuch Nr. 1 u. 2 nur 1000 g Heu bzw. 1000 g Stroh verabreicht wurden, erhielten die Tiere in den Versuchen Nr. 3—6 Rationen, die bei gleichbleibender Gesamthöhe von 1000 g einen zunehmenden Strohanteil unter gleichzeitiger Verminderung der Heumenge aufwiesen.

Die jedem Versuch zugrundeliegenden 10tägigen Hauptperioden wurden in zwei 5tägige Perioden unterteilt und die hierbei auftretenden Schwankungen bei der varianzanalytischen Untersuchung der Ergebnisse mitberücksichtigt.

Es konnte in diesen Versuchen festgestellt werden, daß die steigenden Strohgaben von 250, 500 und 600 g einen negativen Einfluß auf die Verdaulichkeit des Rohproteins, der Rohfaser und der N-freien Extraktstoffe von Schaf I ausübten. Bei einer weiteren Erhöhung der Strohgabe auf 750 g entsprechend 250 g Heu ergab sich für Schaf I eine weitere Verminderung der Rohprotein- und Rohfaserverdauung. Schaf II reagierte bei dieser Strohgabe lediglich mit einer merklichen Verminderung der Verdaulichkeit des Rohproteins und des Rohfettes.

Ich möchte an dieser Stelle nicht verfehlen, Fräulein J. Trojahn für ihre Mitarbeit bei der analytischen Aufarbeitung der Futter- und Kotproben sowie Fräulein G. Freyer für die Hilfe bei der statistischen Auswertung der Ergebnisse meinen besonderen Dank aussprechen.

Literaturangaben

[1] AXELSSON, J.: The Digestibility of the Nutriens of the Rations and the Availability of the Method of Determination by Differencial of the Effect of individual Feeds. Reprinted from the Annals of the Royal Agricultural College of Sweden 178.

[2] AXELSSON, J.: zit. nach K. NEHRING. Lehrbuch der Tierernährung und Futtermittelkunde. 2. Aufl. Neumann Verlag, Radebeul 98.

[3] BELZ: Physiologische und klinische Untersuchungen über die Rumination. Med. Diss. Gießen 1909.

[4] HANSEN, J.: Die Fütterung der Milchkühe. Verlag Paul Parey, Berlin, 1933, 91.

[5] HONCAMP, F.: zit. nach E. MANGOLD, Hdb. der Ernährung und des Stoffwechsels der landw. Nutztiere Bd. I, Springer Verlag, Berlin 1929, 291.

[6] KIRSCH, W. u. H. SPLITTGERBER: Vollwertige Ernährung der Milchkühe, 2. Auflage, Verlag Paul Parey, Berlin 1953, 70.

[7] LENNERTS, L.: Der Einfluß verschieden hoher Rauhfuttermengen und Eiweißzulagen auf die Verdaulichkeit des Futters nach Versuchen an Schafen. Archiv für Tierernährung 4, 1954, 79.

[8] MÜNZBERG, H.: Leistungsfütterung des Milchviehs auf wirtschaftseigener Futtergrundlage, 3. Auflage, Verlag Paul Parey, Berlin, 1945, 41.
[9] RICHTER, K.: Praktische Viehfütterung, 24. Auflage, Verlag Eugen Ulmer, Stuttgart 1944.
[10] SCHMIDT, J., C. VON PATOW, J. KLIESCH: Züchtung, Ernährung und Haltung der landwirtschaftl. Haustiere. Besonderer Teil, 5. Auflage, Verlag Paul Parey, Berlin, 1950.
[11] SNEDECOR, G. W.: Statistical methods applied to experiments in agricultural and biology. Iowa State College Press Ames (Iowa), 4. Auflage, 1948.
[12] WATSON, C. J., MUIR, G. W. and DAVIDSON, W. M.: Sci, Agric. 14, 1934, 633.
[13] WERNER, A.: Beispiele und Tabellen zur Futterberechnung, Deutscher Bauernverlag, Berlin, 1955.
[14] ZORN, W.: Rinderzucht, 3. Auflage, Verlag Eugen Ulmer, Stuttgart, 1947.

Eingegangen am 31. 8. 55

Gesellschaft für Ernährungsphysiologie der Haustiere

5. Tagung in Bad Homburg, am 27. Oktober 1955

Vorsitzender: LENKEIT-*Göttingen*

Thema:

Methodik der praktischen Fütterungsversuche an Tieren

1. KIRSCH-Hohenheim:

Methodik der praktischen Fütterungsversuche an Milchkühen und Schweinen

Während es der Ernährungsphysiologie um die Erkenntnis aller Einzelprozesse von der Nährstoffaufnahme bis zur Leistung geht, geht es der Praxis nur um den Beginn und das Ende dieser Kette (LENKEIT). Wo also auf die Anwendung spezieller Untersuchungsmethoden zur Aufklärung der Wirkungsweise von Futterstoffen und ganzer Ernährungsregime verzichtet wird oder verzichtet werden muß, spricht man von „praktischen" Fütterungsversuchen. Der Unterschied ist nur gradueller Art; auch bei praktischen Fütterungsversuchen werden die gleichen Grundmöglichkeiten der Versuchsdurchführung angewandt wie in „exakten" Fütterungsversuchen:

1. Der Futtermittel-Kombinationsversuch.
2. Der Grundfutter-Zulageversuch (Differenzversuch).
3. Der Austauschversuch (bei gleichbleibendem Leistungsniveau).
4. Der Ergänzungsversuch.

Der Anwendungsbereich dieser Möglichkeiten wird anhand einiger Beispiele erläutert. Die spezielle Technik des Perioden- und Gruppenversuches sowie deren Leistungsfähigkeit wird unter Bezugnahme auf Band XIII des „Methodenbuches" (herausgegeben vom Verband Deutscher Landwirtschaftlicher Untersuchungs- und Forschungsanstalten) dargetan.

Zum Schluß wird das Problem des „Aussagewertes" praktischer Fütterungsversuche diskutiert und gefordert:

1. Heranzüchtung von „Standard-Tiermaterial" — besonders für Schweineversuche;
2. Einschaltung zentraler Auswertungsstellen, um praktische Fütterungsversuche nach modernen, variationsstatistischen Methoden auf ihren Aussagewert hin überprüfen zu können;
3. Einrichtung von „Fütterungs-Prüfstellen" zur Normalisierung und Beschleunigung der Futterwertermittlung, sowie zur Entlastung der wissenschaftlichen Institute.

2. WITT-Mariensee/Trenthorst:

Methodik der praktischen Fütterungsversuche an Kälbern

Bei Kälbern muß man je nach ihrem Verwendungszweck verschiedene Fütterungsarten anwenden. Dabei kommen vor allem vier Abteilungen in Betracht und zwar:

1. Kälber, die man an ein Gewicht von 100—110 kg heranmästen will;
2. Kälber, die man zur Zucht bestimmt hat; dabei kommen für weibliche Tiere andere Futterrationen in Betracht als für männliche;
3. Bullenkälber, die man bei intensiver Aufzucht im Alter von $^{3}/_{4}$ bis 1 Jahr im Gewicht von etwa 350 kg als Würstchenbullen verkaufen will;
4. Kälber, die man bei extensiver Aufzucht im Alter von etwa zwei Jahren am Ende einer Weidemast oder Stallmast im Gewicht von 400—500 kg als Schlachttiere abgeben will.

Für jede dieser vier Abteilungen gibt es eine Fülle verschiedener Rationen. Diese lassen sich nur in Gruppenversuchen, nicht in Periodenversuchen miteinander vergleichen. Wenn man die Wirkung bestimmter Futtermengen oder bestimmter Futtermittel oder Medikamente (Antibiotika) erfassen will, darf man grundsätzlich immer nur einen einzigen Faktor zwischen den beiden in Betracht kommenden Gruppen ändern.

Technik der Futterzuteilung

Auch ist die Futterzuteilung nach einem bestimmten Schema vorzunehmen. Wenn man z. B. für die Aufzucht der Kälber neben etwa 500 kg Magermilch 150 kg Vollmilch verwenden will, ist es für die Entwicklung der Tiere wahrscheinlich wichtig, ob man diese 150 kg bei hohen Tagesgaben in kurzer Zeit vertränkt, oder ob man sie in kleineren Portionen über einen viel größeren Zeitraum verteilt. Bei allen Kälbern, die mit geringen Milchmengen aufgezogen werden, kann man vom ersten Lebenstag an mit zweimaligem Tränken auskommen. Bei Kälbern, die man mit Milch mästet, die also möglichst früh viel Milch am Tag aufnehmen müssen, bleibt zu prüfen, ob man vom dreimaligen zum zweimaligen Tränken übergehen kann. Da die Nährstoffe im Kraftfutter durchweg billiger sind als in der Magermilch, ist man sowohl bei Mast- als auch bei Zuchtkälbern bemüht, Kraftfutter möglichst frühzeitig in Form einer Tränke zu verwenden. Es bleibt zu vergleichen, ob man zu anderen Gewichtszunahmen kommt, wenn man die entsprechende Kraftfuttergabe trocken verabreicht. Weiter ist zu klären, ob man bei Verabreichung gleicher Mengen gleichen Kraftfutters z. B. mit der 3. oder 5. Woche beginnen, ob man Tagesgaben davon über 1 kg hinaus erst verabreichen soll, nachdem die Kälber eine bestimmte Heumenge verzehren. Für alle Tiere sind für die gesamte Versuchsdauer möglichst die gleichen Futtermittel bereitzustellen. Das gilt besonders auch für Heu und für Rüben. Von allen Futtermitteln sind Analysen anzufertigen.

Bildung von Versuchsgruppen

Die Zahl der Tiere muß so groß sein, daß eine statistische Auswertung der Versuchsergebnisse möglich wird. Diese kann aber erheblich nach dem Umfang der Variabilität der zu prüfenden Leistung wechseln. Mit einer kleinen Tierzahl von 6—8 kommt man nur zu statistisch gesicherten Ergebnissen, wenn die mittlere Abweichung vom Mittelwert gering ist. Außerdem müssen die

Zahlen über Verzehr und Gewichtszunahme von jedem einzelnen Tier vorliegen. Gruppenfütterung erschwert die statistische Auswertung erheblich.

Eineiige Zwillinge ermöglichen es, die Tierzahl ganz erheblich zu verringern. Auch sonst darf man nur Tiere der gleichen Rasse miteinander vergleichen, und es kommt dann auch wesentlich darauf an, innerhalb der Rasse auf gleichen Typ zu achten. Die Gruppen müssen gleichgeschlechtig sein, sich in Alter und Gewicht weitgehend ähneln. Tiere mit extrem niedrigen und hohen Geburtsgewichten sind auszuschalten.

Sammlung und Auswertung der Versuchsunterlagen

Neben der Ermittlung des Futterverzehrs sind die Tiere in wöchentlichen oder 14tägigen Abständen zu wiegen. Genügt die Gewichtsfeststellung an einem Tag oder sind die Gewichte an zwei oder drei aufeinanderfolgenden Tagen zu ermitteln? Gegebenenfalls würde dreimaliges Wiegen am Ende des Versuches in Betracht kommen. Man sollte sich darüber verständigen, welche Körpermaße zu nehmen sind und in welchen Zeitabständen das zu geschehen hat. Vergleichbar werden die in verschiedenen Instituten gewonnenen Ergebnisse nur dann, wenn man der Auswertung, ähnlich wie bei den Schweinen, einen bestimmten Gewichtsabschnitt zugrunde legt. Da manche Kälber ein Geburtsgewicht von über 40 kg haben, kann ggf. bei Mastkälbern der Gewichtsabschnitt von 50—110 kg in Betracht kommen. Schwierig wird es, wenn man Kälber für die Versuche hinzukaufen muß, von denen dann ggf. das eine oder andere Tier das Gewicht von 50 kg bereits überschritten hat. Zugekaufte Kälber müssen, unabhängig von ihrem Gewicht, für 4—6 Tage nach ihrer Ankunft je 6 kg Vollmilch erhalten.

In allen Fällen sollte der je kg Gewichtszunahme erforderliche Aufwand an StE berechnet werden. Stets sind die Futterkosten zu ermitteln. Bei der Ausschlachtung sollte man die Tiere im lebenden und ausgeschlachteten Zustand nach dem DLG-Schema bewerten. Notwendig wäre es, von jedem Tier ein Standardfleischstück zu analysieren, um wenigstens einen Anhalt zu bekommen, zu welchem Anteil der Zuwachs an Fleisch (75 % Wasser und 25 % Eiweiß) und Fett besteht.

Diskussionsbeitrag: CRANZ-Völkenrode

Bei Kälberaufzuchtversuchen wie auch -Mastversuchen ist hinsichtlich der Bewertung grundsätzlich zu unterscheiden zwischen:

a) im eigenen Betriebe geborenen und vom ersten Lebenstag an unter Kontrolle stehenden Kälbern,

b) zugekauften Kälbern, bei denen Geburtstag, Geburtsgewicht, bisherige Vollmilchaufnahme u. a. unbekannt ist.

Es ist daher zu erwägen, ob auch bei den im eigenen Betrieb geborenen Kälbern der Versuchsbeginn auf einen späteren Zeitpunkt zu verlegen ist, um einwandfreie Vergleichsmöglichkeiten zu schaffen.

3. FEWSON-Hohenheim:

Die Anwendung der biologisch-statistischen Methoden zur Auswertung von praktischen Fütterungsversuchen kann nur, wie einleitend herausgestellt, den Sinn haben, den Umfang an Informationen aus vorliegenden Versuchsergebnissen zu vergrößern.

Anhand von Beispielen wurden drei statistische Verfahren besprochen und miteinander verglichen, die zur Auswertung von praktischen Fütterungsversuchen geeignet sind. Dabei konnte durch die Modellrechnungen nachgewiesen werden, daß mit der „Differenzmethode", bei der der mittlere Fehler der Differenz aus den Abweichungen zwischen gepaarten Einzelwerten bestimmt wird, vergleichsweise kleine Differenzen zwischen zwei Fütterungsgruppen gesichert werden können. Dieser Vorteil der Differenzmethode darf jedoch nur dann ausgenutzt werden, wenn für die Paarung von Einzelwerten ein ausreichender Grund vorliegt, der mit den Streuungsursachen in engem Zusammenhang stehen muß.

Für die Auswertung von Fütterungsversuchen mit mehreren Gruppen sowie von Versuchen, bei denen mehrere Fragestellungen miteinander gekoppelt sind, wurde die Varianzanalyse empfohlen, mit der bei relativ geringer Rechenarbeit eine mathematisch exakte Auswertung möglich ist. Mit dieser Methode kann auch der Einfluß von Wechselwirkungen (z. B. Haltung und Fütterung) bei gekoppelten Fragestellungen berechnet und ausgewertet werden.

Bereits bei der Planung eines Versuches sollten die verschiedenen Möglichkeiten der statistischen Verfahren berücksichtigt werden, damit bei der Auswertung die Methode angewandt werden kann, welche die exaktesten Aussagen ermöglicht.

4. FANGAUF-Kiel-Steenbek

Zur Methodik der praktischen Fütterungsversuche bei Geflügel

In der Geflügelzucht bestehen insofern günstigere Möglichkeiten für die Durchführung von Versuchen als in der Großtierzucht, als sie mit einer großen Tierzahl vorgenommen werden können und weil der Kostenaufwand erheblich niedriger liegt. Das ist auch der Grund dafür, daß das Hühnerküken ein besonders beliebtes Versuchstier ist und daß eine fast unübersehbare Menge von Versuchen mit Geflügel vorliegt.

Störend wirkt sich die große Anzahl von Rassen aus, durch welche eine Vergleichsmöglichkeit häufig entfällt.

Eine technische Voraussetzung für die Ausführung von Versuchen ist das Vorhandensein eines eigenen, genetisch ausgeglichenen, möglichst großen Tierbestandes für die Erzeugung der Bruteier, um einwandfreies Kükenmaterial zu gewinnen. Diese Basis ist leider in den deutschen Instituten nur ganz unzureichend gegeben, weil hier die Tierbestände gleichzeitig als Anschauungsmaterial für Forschungszwecke und als Einnahmequelle dienen müssen, und weil sie zu klein sind. Aus diesem Grunde haben die meisten Versuche mit Geflügel nur einen bedingten Wert.

Ein erschwerender Umstand bei Geflügelversuchen liegt in den jahreszeitlichen Einflüssen, sowohl auf das Wachstum, wie vor allem auf die Legetätigkeit. Winter- und Frühjahrsküken haben einen anderen Wachstumsrhythmus als Sommer- und Herbstküken; Enten haben in der warmen Jahreszeit einen geringeren Futteraufwand je Einheit Zuwachs als im Winter. Eine besonders krasse Abhängigkeit von der Jahreszeit und der Witterung besteht bei der Legetätigkeit; überdies werden Versuche mit Legehühnern durch eine unzeitgemäße Mauser in stärkster Weise gestört, weil das Auftreten der Teilmauser individuell bedingt ist.

Die schwächste Seite der Versuche mit Geflügel ist die Gefährdung durch Krankheiten, deren Auftreten den Vergleich der Versuchsgruppen völlig ausschließen kann. Es handelt sich überwiegend um schleichende Krankheiten, die zeitig erkannt werden, einen längeren Krankheitszustand zur Folge haben und erst spät zum Tode führen. Da diese Krankheiten ursächlich fast niemals in Beziehung zum Futter stehen, sollten die betr. Tiere so früh wie möglich aus dem Versuch ausgemerzt werden; dieses Verfahren führt jedoch leicht zu einer willkürlichen Beeinflussung der Ergebnisse.

Als häufig auftretende Fehler bei Versuchen mit Geflügel, die mit Recht kritisiert werden, können genannt werden:

1. sie sind zu kurzfristig und daher Zufälligkeiten unterworfen,
2. die Tierzahl ist zu niedrig, so daß die Ergebnisse durch die individuelle Reaktionsfähigkeit der Tiere beeinflußt werden,
3. das Tiermaterial ist genetisch unausgeglichen,
4. bei hohen Tierverlusten bezieht sich die Auswertung nur noch auf die verbliebenen Tiere, und es ergeben sich unwirkliche Werte,
5. unter Berufung auf die hohe Tierzahl findet meist keine statistische Auswertung statt.

Wiederholt sind Ansätze gemacht worden, zur Vermeidung obiger Fehler zu einer Vereinheitlichung der Versuche zu gelangen, wobei bestimmte Mindestanforderungen gestellt wurden. Diese Bemühungen sind jedoch gescheitert, weil die Unterschiede in der personellen wie materiellen Ausstattung der Institute zu groß sind.

Dennoch sollte eine Abstimmung über bestimmte Versuchsgrundlagen möglich sein:

1. Dauer des Versuches (bei Küken 8 Wochen, bei Legehennen 9 Monate).
2. In welchen Fällen wird eine Vorperiode eingeschaltet.
3. Mindesttierzahl (bei Küken 30, bei Legehennen 60) und Mindestgewicht der Tiere.
4. Bestimmte Rassen und einheitliches Geschlecht.
5. Handhabung der Ausmerzung kranker Tiere.
6. Form der Auswertung.

Da es sich bei den Geflügelversuchen fast ausschließlich um Gruppenwägungen handelt, ist die Auswertung nach den üblichen statistischen Methoden nicht möglich; ein geeeigneter Vorschlag ist erwünscht.

Die für die Kontrolle von Geflügelmischfutter in Vorschlag gebrachte Ergänzung der routinemäßigen Analysen durch stichprobenweise Kükenwuchsprüfungen läßt umfangreiche Erfahrungen zur Vereinheitlichung der Versuchstechnik mit Küken erwarten. Diese laufende Tierkontrolle der Mischfuttermittel wird wertvolle Aufschlüsse über ihre biologische Wirkung erbringen.

Die *Diskussion* der angeführten Referate führte im wesentlichen zu folgendem:

Der praktische Fütterungsversuch an Tieren ist eine unentbehrliche Versuchsmethodik. Es ist für Zwecke des Vergleiches und der Gutachtenerstattung notwendig, die Versuchsmethodik der jeweiligen Fragestellung anzupassen und gewisse Mindestbedingungen einzuhalten, die einen wissenschaftlich vertretbaren Aussagewert zulassen. — Die Gesellschaft für Ernährungsphysiologie der Haustiere will auf Grund der Referate, Diskussionsbemerkungen und des vorliegenden Schrifttums Empfehlungen erarbeiten, die dem praktischen Fütterungsversuch, ohne ihn zu uniformieren, als Mindestbedingungen zu unterstellen sind. Folgende Punkte stehen dabei im Vordergrund:

1. Festlegung der technischen Voraussetzungen: Versuchsansteller, Versuchsstation und Analyse.
2. Begrenzung der Problemstellung.
3. Aufstellung des Versuchsplanes.
4. Art der Ausnutzung des Versuches.

Eine gesonderte Veröffentlichung dieser Empfehlungen erfolgt.

5. BRONSCH-München

Über den Einsatz radioaktiver Indikatoren im Tierversuch

Die Verwendung radioaktiver Substanzen in biologischen Systemen ist möglich geworden, nachdem feststeht, daß ein Gewebe im allgemeinen zwischen einem ihm angebotenen chemischen Element und seinem markierten Isotop hinsichtlich Aufnahme und Umsatz keine Unterscheidung macht. Die Signierung einzelner interessierender Atome in den Nährstoffen bringt den entscheidenden Vorteil, ihr Schicksal im Körper örtlich und zeitlich exakt verfolgen zu können. Eine solche Aussage war mit der chemischen Methode allein bisher mit dieser Genauigkeit nicht möglich gewesen. — Für die Tierversuche ist es oftmals nötig, die in anorganischer Form vorliegenden käuflichen Isotope in die entsprechenden Verbindungen einzubauen. Dies kann durch chemische oder aber biologische Synthese erfolgen. Ein an Phosphoratomen markiertes Casein wird so z. B. aus der Milch von Kühen gewonnen, die mehrere Tage zuvor größere Dosen Radiophosphat erhielten. — Der Anwendungsbereich dieser Substanzen ist außerordentlich vielfältig. An Hand eigener Versuche an Ratten und Schweinen sowie an Untersuchungen von LOFGREEN und KLEIBER an Kälbern wird dies am Beispiel des Mineralstoffwechsels erläutert. Bei Phosphorbilanzen am Kalb ist unter normalen Fütterungsbedingungen mit der Isotopenverdünnungsmethode festzustellen, daß der in den Faeces zu analysierende Phosphor bis zu 60% aus dem resekretierten Anteil des Körpers stammen kann. Auch das Schicksal von Masthilfsstoffen wie z. B. Antibiotika und ihre mögliche Anreicherung oder Ausscheidung kann nach radioaktiver Markierung dieser Stoffe eindeutig geklärt werden. — Es wurden dann eigene Erfahrungen mitgeteilt, die sich auf die Versuchsanordnungen zur Bestimmung der Radioaktivität, die Analytik und die Strahlendosisprobleme bezogen.

6. WITT-Mariensee:

Weitere Untersuchungen über die Beeinflussung des Fettgehaltes der Milch während des Weideganges

Das in Bd. 10, Heft 6, 1955 der „Zeitschrift für Tierernährung und Futtermittelkunde" veröffentlichte Referat umfaßt das Ergebnis langjähriger Versuche über eine Beifütterung der Kühe auf der Weide.

In der *Diskussion* über die Weidebeifütterung wurde auf Grund des Referates und der Erfahrung der Mitglieder der Gesellschaft für Ernährungsphysiologie der Haustiere folgende Empfehlung gutgeheißen:

Bei großem Weideanteil kann es aus betriebswirtschaftlichen Gründen von Vorteil sein, die Weide abwachsen zu lassen und kein Weidebeifutter zu geben, zumal es nicht sicher ist, worauf das Absinken des Fettgehaltes während der Weideperiode zurückzuführen ist.

Bei intensiver Nutzung, insbesondere junger Weide, ist eine Zufütterung eines mineralstoffergänzten Weidebeifutters zur Streckung der Weide, aus gesundheitlichen Gründen und zur Gewinnung von Winterfutter zu empfehlen.

BRUNE-Göttingen.

Eingegangen am 17. 11. 1955

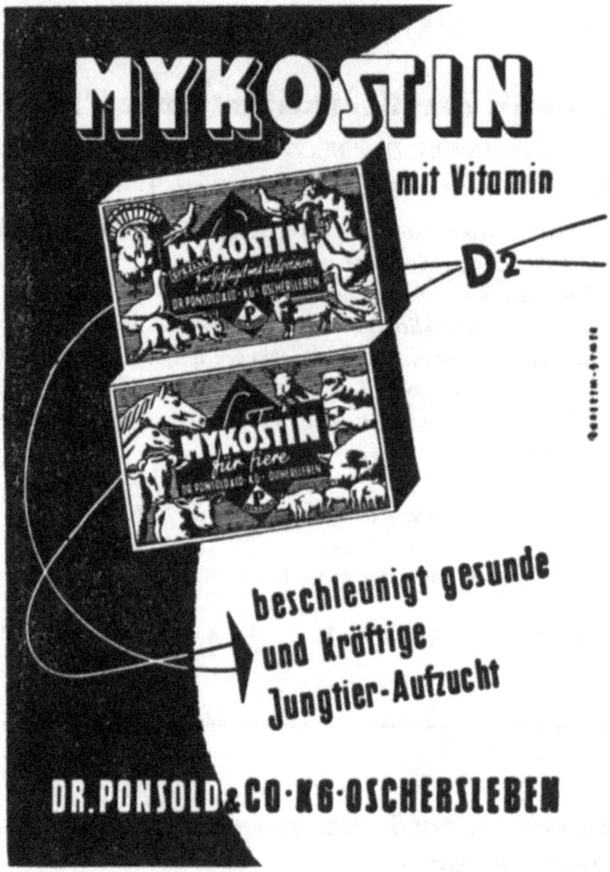
MYKOSTIN
mit Vitamin
D2
MYKOSTIN
MYKOSTIN
für Tiere
beschleunigt gesunde
und kräftige
Jungtier-Aufzucht
DR. PONSOLD & CO · KG · OSCHERSLEBEN

MIX
Papier | Fördert
gute Waldnutzung
FSC® C083411

Zeitfracht Medien GmbH
Ferdinand-Jühlke-Straße 7
99095 Erfurt, Deutschland
produktsicherheit@kolibri360.de